U0343705

抗炎生活

体内の「炎症」を抑えると、病気にならない！

〔日〕池谷敏郎 著

罗淑慧 译

科学技术文献出版社
SCIENTIFIC AND TECHNICAL DOCUMENTATION PRESS
·北京·

图书在版编目（CIP）数据

抗炎生活 / （日）池谷敏郎著；罗淑慧译 . — 北京 : 科学技术文献出版社 , 2022.2
（2025.5 重印）

ISBN 978-7-5189-8920-1

Ⅰ . ①抗… Ⅱ . ①池… ②罗… Ⅲ . ①慢性病—炎症—防治 Ⅳ . ① R364.5

中国版本图书馆 CIP 数据核字 (2022) 第 015118 号

著作权合同登记号　图字：01-2022-0036

抗炎生活

策划编辑：王黛君　责任编辑：王黛君　宋嘉婧　责任校对：文　浩　责任出版：张志平

出 版 者	科学技术文献出版社	
地　　址	北京市复兴路 15 号　邮编 100038	
编 务 部	（010）58882938, 58882087（传真）	
发 行 部	（010）58882868, 58882870（传真）	
邮 购 部	（010）58882873	
官方网址	www.stdp.com.cn	
发 行 者	科学技术文献出版社发行　全国各地新华书店经销	
印 刷 者	艺堂印刷（天津）有限公司	
版　　次	2022 年 2 月第 1 版　2025 年 5 月第 5 次印刷	
开　　本	880×1230　1/32	
字　　数	116 千	
印　　张	6.75	
书　　号	ISBN 978-7-5189-8920-1	
定　　价	55.00 元	

摆脱疾病、延缓老化，
都得从抗炎做起

"人体会随着炎症而逐渐衰老。"看到这句话，或许有人会觉得一头雾水。如果你曾经在其他书籍或是电视节目中看过类似议题，也许还会质疑："不是说'人体会随着血管老化而变老'吗？怎么现在又说是因为'炎症'呢？"

诚如大家所知，**血管的功用是把人体所需的营养和氧气送至全身细胞**，同时收回所有不需要的老废物质。就像棒球队经理那样，正因为有血管的舍己奉献，全身的细胞才有动力活动。

由此可见，血管老化与全身的老化息息相关，这是不争的事实。年轻的血管既柔软又具有弹性，随着年龄增长，血管会逐渐硬化，并于内侧形成斑块（plaques，即动脉硬化斑块，血管中的障碍物），使血液通道变得狭窄、易破裂，这就是血管老化的

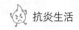

征兆。但其实动脉硬化这种血管老化现象，也和发炎有着密不可分的关系。

甚至，最近也有相关研究发现：

> 不光是老化，糖尿病、癌症、抑郁症、阿尔茨海默病、特应性皮炎等现代疾病，也隐藏着"炎症"这个共通原因。

☑ "炎症"究竟是什么？

各位听到"炎症"二字，脑海中会最先浮现何种印象？就我个人经验来看，想成为医师，就一定要学会辨识发炎症状，包括**发红、肿胀、发热、疼痛（发痒）**（简称红、肿、热、痛），这四种症状称为发炎的四大特征。"只要又红又肿、发热，同时又有疼痛感，就可能是发炎"，这是每位医师在求学阶段都会习得的观念。

简单来说，被蚊子叮咬之后，该部位会马上出现红肿症状，摸起来也会硬硬肿肿的。这时候，虽然痒的感受大于疼痛，但其实也是典型的发炎。这是因为人体会对蚊子唾液里的物质（对身体而言是异物）产生排斥，为了排除那些物质，进而产生了所谓的发炎反应。

其实，炎症本身并无害，而是保护、治疗身体的必经过程，也是免疫系统正常运作时的反应。身体会排除外来的有害入侵者，在组织受伤时主动修复。而在这个排除、修复的过程中所引起的反应就是发炎，医学上的全称为"急性炎症"。

然而，**当急性炎症无法排除，演变成慢性炎症时，就会引发各种严重的问题**，这也是本书将探讨的主题。我们可以把急性炎症想象成大火，一般来说，及时抢救，赶紧扑灭就没事了。但如果迟迟无法找出发炎原因，或是因为免疫系统失衡、年龄增长等，就会导致身体长期闷烧，**体内的免疫系统更会因此失调，并反过来攻击你的身体。**

慢性炎症会使原本不是攻击对象的健康组织也遭受攻击，导致内脏遭到破坏，最终引发各种不同的生活方式疾病，并加速人体衰老。

此外，慢性炎症的可怕之处在于，**最初症状并不明显，几乎无法察觉。**更糟糕的是，就算你真的在发病之后觉得哪里怪怪的，但因慢性炎症而严重损伤的部位，大多都是些无法康复的症状，即使就医也很难治愈（例如，癌症、痴呆等，后文将详述），相当难缠。

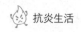

☑ 乍看之下毫无关系的疾病，其实都有共通点

心脏病、脑中风是动脉硬化所引起的血管疾病。

癌症是基因受损而产生的疾病。

阿尔茨海默病是脑部萎缩的疾病。

糖尿病是胰岛素功能不足，导致血糖值居高不下的疾病。

特应性皮炎则是皮肤疾病。

大家是不是也认为，各种疾病的原因都不相同，彼此之间互不相干？这就和平时到医院就诊一样，心脏不舒服就看心血管内科，痴呆就去神经内科或精神科，糖尿病找内科或内分泌科，特应性皮炎就看皮肤科等。各疾病的科别都不同，负责看诊的医师也是采用不同的方式为病患治疗。

然而，最近却有研究发现，**乍看毫无关系的疾病，其实都和慢性炎症脱不了关系**。具有决定性的事实就是"哮喘治疗法的演进"。专家们直到近半个世纪前才发现，**慢性炎症才是导致哮喘的真正原因**。

时至今日，哮喘（支气管哮喘）已被视为"在支气管中持续出现轻微炎症"的疾病，不过，这也只是近50年才广为人们接受的事实。过去，人们知道的是，哮喘发作的时候，气管会变得狭窄；在一般情况下，气管会恢复成正常状态。因此，在20世

慢性炎症若置之不理，可能引发重大疾病！

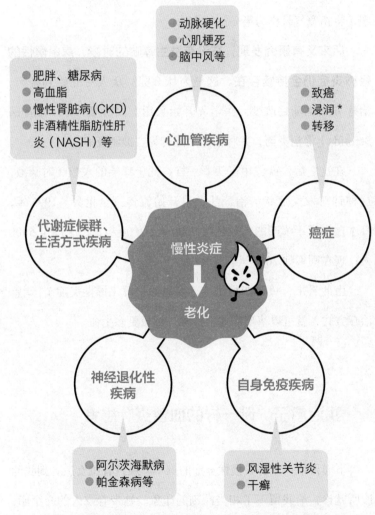

* 癌症浸润（infiltration）指原本部位的癌细胞，经过若干年后，在适当条件下继续发展，穿透基底膜，侵入固有层或黏膜下的表层，使病况更加严重。

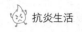

纪 60 年代以前，哮喘一直被视为"原因不明，会使气管反复收缩的疾病"。过去主要采用对症疗法，使用支气管扩张剂治疗哮喘，将拓宽气管作为第一治疗方法。

后来又有研究发现，在没有发生哮喘的时候，病患慢性的轻微炎症仍会持续存在。这是为什么呢？众人对此感到好奇，治疗方法也随之改变。医学界开始采用类固醇吸入剂（Inhaled Steroids）等消炎药，并将治疗焦点转为"抑制炎症"。

在这之后，就像中了头彩一样，死于哮喘的人数顿时骤减，这种针对发炎症状的治疗法，也开始流传到全世界。1995 年，日本国内死于哮喘的人数超过 7000 人；2000 年，已下降至 5000 人；现在则不到 2000 人。

由此看来，只要能找出上述疾患的根源（慢性炎症），调整治疗方式，就可以将疾病连根拔除，拯救更多生命。

☑ 我治愈了"谜一样的血管炎"患者

下面再举一个有关慢性炎症的例子。最近有位女患者到我的诊所就诊，给我留下了相当深刻的印象。她带着友人的介绍函，专程从大阪来到我位于东京秋留野市（位于东京都西方）的诊所。

那位患者从年幼时期便开始学习爵士舞，过了 20 岁后，身体开始出现莫名的皮炎症状，迫使她放弃了热爱的舞蹈，目前从事办公室的工作。

我看见她双腿遍布着隐约的红紫色斑疹，因为讨厌被人看见这样的丑态，因此她不敢穿裙子。就算想借由跳舞释放压力，却因为医生交代跳舞可能导致症状恶化而作罢，这件事令她相当沮丧。

据说，在来东京找我看病之前，她已经跑了八家医院，在多位专家的诊察下，确诊为"结节性动脉周围炎（Periarteritis Nodosa，简称 PAN）"，并施以类固醇治疗，但病情却迟迟没有好转。于是她才从大阪远道而来。

然而，我的专业领域是心血管内科（血管或心脏），就连大阪那几位拥有相关专业背景的研究所教授都无计可施了，身为门外汉的我还能做些什么呢？

我的想法是，所谓结节性动脉周围炎，是**血管壁莫名持续发炎的疾病**，简直就是"谜一样的血管炎"。不过，这名患者都专程跑一趟了，我还是得尽自己所能协助她，于是我便**针对就医和饮食方面的生活习惯提出了建议**。

该名病患本身也很希望病情能有改善，所以她很安分地遵守医嘱。一年半之后，某天我突然想起她，心中念着"不知道她现

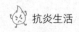

在情况如何"时，她突然穿着裙子，从大阪千里迢迢地来登门拜访。她笑容满面地说："我的病情已经好转了，今天特地来向你道谢！"

她的双腿不光是隐约浮现的斑点变淡了许多，就连其他部位的肌肤、头发也都变漂亮了，甚至手脚冰冷的问题也改善了不少。据说这些体质的变化，在她**调整生活习惯的数月之后开始出现**，十分令人感动。

☑ 稍加留意，就能避免慢性炎症在体内闷烧

为什么这位病患能够好转？其方法和理由有以下两个关键，我会在后续篇章中仔细说明：

> ◎减少摄入促进炎症的物质。
> ◎增加摄入抑制炎症的物质。

就是这么简单。以此患者的情况为例，她的皮肤问题是伴随血管炎症而来的症状，而慢性炎症正是血管老化的最大原因，同时也是许多疾病的共同病灶，因此，着眼于炎症对症下药，对各

种疾病的预防与治疗绝对有帮助。换句话说，**只要能够提前抑制炎症，就能一口气预防各种不同的疾病**。

我提供的方法非常简单，不需要吃什么昂贵的药物，只要从日常生活中养成一些好习惯并调整饮食摄取即可。就像我给这位女患者的建议一样，任何人都可以轻易办到。

读到这里，大家觉得如何呢？

"咦，炎症有这么严重吗？"原本像这样对炎症心存怀疑的人，现在是否能够接受本书的主张了呢？以下是全书的结构说明：

第一章将向各位介绍**慢性炎症如何产生，会有什么影响**。

第二章将说明动脉硬化、癌症、抑郁症、痴呆和特应性皮炎等**现代疾病和发炎之间的关系**。

第三章则会解说"**肥胖**"这个**致使慢性炎症持续扩张**的最大主因。

第四、五章是"解决对策"，我将具体说明如何**在日常生活中有效抑制慢性炎症**。

虽然年龄增长所伴随的不可抗拒因素，以及其他许多现代医学无法解决的复杂问题，也是造成人体发炎的原因，但还是有许多"可及时抑制的发炎症状"，可借助由改善生活习惯而避免。

现代社会罹患癌症、抑郁症、痴呆、糖尿病等疾病的人之所以持续增加，就是因为人们身上都存在着（原本可及时扑灭的）

发炎"火种"。慢性炎症就在这种神不知鬼不觉的情况下，悄悄地、一点一滴地侵蚀我们的身体。

其实，持续埋下慢性炎症这颗火种的人，正是我们自己。大家回想看看，成天久坐、不运动、吃精致的食物、熬夜……你真的很爱惜自己的身体吗？**不当的饮食习惯、压力、吸烟、喝酒等，都会助长体内闷烧。**

本书将介绍能有效杜绝慢性炎症的具体方法，一切就从改变生活习惯开始，你一定会一天比一天更健康。

第二章 从疾病类别看体内发炎：人为什么会生病、痊愈？

—— 生活方式疾病、过敏、癌症的背后
都是慢性炎症

第三章

肥胖是炎症的"温床"

——别让"第三脂肪"缩短你的寿命

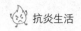

第四章

对策❶
抑制发炎的健康饮食法
—— 医生教你这样吃，选对介质，体内不再闷烧

第五章

对策❷
抑制炎症的生活小贴士
—— 改善体质，你得先放松

第 一 章

多病体质和健康的人差在哪儿？

——关键在于体内"慢性炎症"的程度不同

1

发炎，
也有好坏之分

☑ 疼痛和发热都是"免疫细胞"活跃的信号

前言里已简单讨论了何谓发炎,接下来将进一步详细说明发炎究竟为何物。前面为了使大家更容易理解,引用了"蚊子叮咬后的肿胀、发痒"作为发炎的范例解说。除此之外,某天你若是在外活动较久,走路走得比平常还多,或是大量练习了平时不常做的运动,隔天或后天会有**肌肉酸痛**的现象,这其实也是发炎的症状。

过去大家会把运动酸痛解释为"因为有乳酸堆积在肌肉里头",但现在最新的研究已经证实,这其实也是发炎的一种。正确来说,过度使用肌肉后引起的酸痛,其实是**有如筋膜断裂般的运动伤害**,以及**乳酸制造出的氢离子**,使得肌肉呈现极度酸性所致。

那么,为何肌肉酸痛总要等到隔天或更久之后才会出现?实际上,这些在短时间内大量从事完毕的剧烈运动,会造成肌肉纤维或周边组织的轻微损伤,而**身体为了修复那些损害,会慢慢地引起伴随疼痛的发炎现象**,这就是运动酸痛的真面目。

蚊子叮咬造成的红肿、运动后的肌肉酸痛,都可视为炎症现象。此外,感冒时的喉咙肿痛、身体各部位扭伤、挫伤时,同样也会出现发炎。当人体发炎时,通常会伴随着发红、肿胀、发

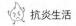

急性炎症有四大症状，慢性炎症则无

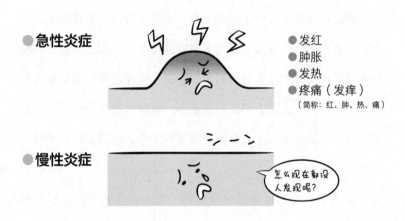

热、疼痛（发痒）等显著症状，并在瞬间突然出现。幸运的是，经过一段时间后，症状就会立刻消失并恢复原状。

提到"炎症"两个字，大家联想到的是不是就是这些呢？我还是要强调，**所谓炎症未必是坏事，大部分情况下，炎症是人体保护自己的"自身免疫系统"之一**。然而，除了前述的炎症之外，还有一种炎症并不会出现红、肿、热、痛等明显的主观症状（Subjective Symptoms），并长时间地持续对人体产生影响。

☑ 炎症本身无害，但若是慢性炎症就不妙了

简单来说，我们可以这样区分：**症状会突然显现，同时快速消退的，称为"急性炎症"；症状不容易显现，因此会持续造成影响的，则是"慢性炎症"**。

本书的主题是**加速老化、导致各种疾病的根本原因是慢性炎症**。有些慢性炎症是由急性炎症移转而来；有些则是从出现轻微炎症时，就没能得到妥善治疗，一直持续恶化，最后变得一发不可收拾。

慢性炎症在最初时，身体大多不会有任何不适的症状，乍看之下似乎是好事，但正因为不易察觉，所以往往等到事态严重时才更加棘手。

2

无视闷烧（慢性炎症）蔓延，最后就会引发大火（重大疾病）

☑ 当你突然有一天注意到的时候……

用失火来形容急性与慢性炎症，大家或许会比较容易理解。如果把急性炎症比喻为"突然猛烈蹿起，却能快速燃烧殆尽的大火"的话，慢性炎症则像是"持续闷烧的火种"。

大家回想一下，到野外烤肉、参加篝火晚会时，当篝火燃尽之后，就算表面看起来已经熄灭，但深埋在内部的火种仍持续燃烧，若未能及早察觉，过一段时间后，就会再次慢慢燃烧起来，酿成意料之外的大火。

或者是，吸烟者以为香烟已经熄灭，而把烟蒂丢进垃圾桶，未被捻熄的烟蒂就这么在里头燃烧，最终引发火灾。

上述这些比喻都是因为"当下没有冒出火光或烟雾，看似已经熄灭"，在人们未察觉的情况下引发的灾祸。然而，**没被看到，不代表没在发生**，这些残存的火种，会在你不知不觉之中，持续在内部闷烧。

慢性炎症就像这些没能及时扑灭的火种一样，即使没有冒出火光及烟雾，仍不断在体内蔓延。又因为**没有任何红、肿、热、痛的主观症状可供辨识**，所以人们很容易无视这些潜在危机，自然也不会采取任何处置措施。

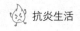

☑ 防患要趁未然，抗炎也是同样的道理

"什么症状都没有，不就代表没事吗？"或许有人会这么想，实际上这是错误的观念。以家中常见的插座为例，有时就连堆积在上头的陈年灰尘，也可能成为起火原因。

你是否也曾经以为插座上的灰尘没什么大不了，因此懒得定时清理呢？或者大家根本没有察觉插座上有灰尘，毕竟这太枝微末节了。慢性炎症也是相同的情况。如果你天真地以为这没什么大不了，或是完全没有察觉自己体内有闷烧的情况，**原本轻微的炎症就会持续下去，慢慢地啃蚀身体**，最后导致器官纤维化、变硬，丧失原本的功能，进而引发重大疾病。

所以，慢性炎症就像插座上的灰尘一样，会不经意地在日常生活中慢慢堆积，即使最初以为没什么大不了，当最后病魔来袭时，可是连城墙也挡不住。

总而言之，这些原本看似不起眼的小小火苗，总会在人们的疏忽下慢慢闷烧。刚开始也许是冒出白烟，随着时间的流逝，闷烧的范围就会逐渐扩散，一寸一寸地燃烧至全身。

但是，插座上的灰尘只要平日多留意、勤于打扫，就不至于堆积成足以引发火灾的程度。慢性炎症也是一样，只要在生活中及时察觉，就可以在酿成火灾之前将火苗扑灭。替身体灭火的具体方法，将会在第四、五章说明。

3

当慢性炎症在全身蔓延，
后果不堪设想

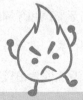

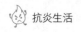

☑ 牙龈流血真的没事儿？牙周病的真面目

正所谓"星星之火，可以燎原"，无视慢性炎症在体内蔓延，最终将引发各种严重疾病。一般人最熟悉易懂的案例就是**牙周病**。

牙周病正如其名，就是牙齿周边部位的疾病。具体来说，就是支撑牙齿的骨头（齿槽骨）或牙龈感染牙周细菌，引起发炎现象。大家可能不知道，人类的嘴巴里存在着数百种细菌，其中造成牙周病的牙周细菌，光是现在已知的种类就多达一百种以上，而且都很常见，所以**任何人都有机会感染牙周病**。

上述这些会侵入口腔里的牙周细菌是"厌氧细菌（Anaerobic Bacteria）"，它们会寻求不容易接触到空气的空间，潜入牙齿和牙龈之间被称为"牙周袋"的沟槽内。如果不认真刷牙，无法有效去除牙齿周边的脏污，潜藏在牙周袋里的牙周细菌就会不断增生，同时制造出名为"牙菌斑（Dental Plaque）"的黏稠物质，持续深入牙齿根部。

当牙周菌和牙周细菌制造出的毒素相互作用后，就会在牙龈处引起发炎，这就是牙周病的开端。只要平日多加留意，每天刷牙时认真去除牙菌斑，或是定期到牙医诊所洗牙即可。如果置之不理，发炎的范围就会慢慢扩大。当发炎扩散至支撑牙齿的齿槽骨，齿槽骨就会开始崩解。崩解范围超过一半之后，失去支柱的牙齿就会轻微摇晃。

如果到了这种程度你还是不理会，齿槽骨就会完全崩解殆尽，牙龈也会跟着萎缩，牙齿就会摇晃得更厉害。除了牙齿排列不整齐之外，日常进食也更不易咀嚼，最后导致牙齿脱落。

据说牙龈从开始发炎，一直到牙齿脱落，要历时 15~30 年。也就是说，只要在这段时间内及早察觉发炎现象，并将原因排除，就不至于造成牙齿脱落。甚至，只要在牙龈发炎的初期阶段及时处置，就可以让牙齿百分之百地恢复健康。相反，当发炎扩散至齿槽骨之后，崩解的齿槽骨、萎缩的牙龈就再也无法恢复原状了。

然而，许多患者都是直到齿槽骨受损到一半，甚至当牙齿开始摇晃后，才甘愿前往牙医诊所就诊。因为牙周病并不像蛀牙那样会有明显疼痛的症状，所以往往容易被人们忽略。

刚开始，牙周病只是使牙龈边缘变红，在刷牙时造成轻微出血。这样的零星火光，在持续闷烧了 10 年、20 年后，就会导致失去牙齿这个重要器官的"燎原大火"。各位不妨想象一下，这类发炎现象如果同样发生在身体的各个部位，不是非常可怕吗？

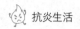

☑ 能否提早抑制慢性炎症，
将决定你一生是否长寿健康

牙周病除了会造成牙龈出血、牙齿脱落之外，近年还因医学界发现其**与全身性疾病之间密切相关**而备受瞩目，其中，最广为人知的就是糖尿病。过去，大家都知道糖尿病患者往往会跟着罹患牙周病，同时也容易引发其他重症，而最近的研究发现，两者之间有着逆向的因果关系。

也就是说，**只要有牙周病的人，就很容易罹患糖尿病，甚至其他重症**。为什么呢？这是因为当牙齿周围生成牙周细菌之后，同时也会产生各种引起炎症的**介质（mediator），这类介质会顺着血液流遍全身，阻碍胰岛素降低血糖值**。

动脉硬化也是相同的情况。世界各地已有许多报告指出，曾在动脉硬化患者的血管中发现牙周细菌。换句话说，原本源自**口腔的炎症，有很高的概率会演变成未来身体其他地方的炎症**。犹如飞溅的火花一般，只要在一个部位闷烧，就可能延烧至遥远的某处，在另一处形成新的火场。

源自口腔的炎症，
会持续延烧至全身各个器官，引发疾病

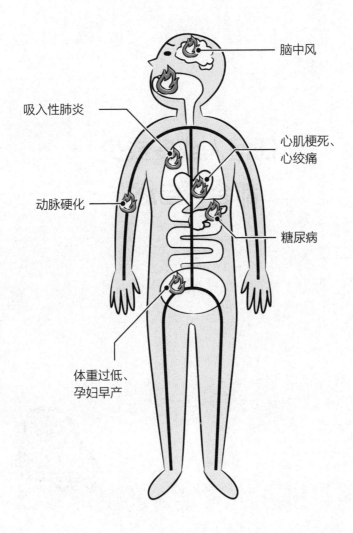

脑中风

吸入性肺炎

心肌梗死、
心绞痛

动脉硬化

糖尿病

体重过低、
孕妇早产

4

任何人或多或少
都会"自燃"

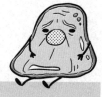

☑ 体内老化细胞太多，也会造成慢性炎症

为什么会"持续燃烧"呢？

诚如前言说明过的，慢性炎症之所以会在体内持续燃烧，原因之一就是，**没有在第一时间确实去除造成闷烧的"火种"。**那么，什么情况会衍生出慢性炎症的火种呢？其实，在饮食、运动习惯、压力、吸烟之类的日常生活中，都隐藏着引发人体"自燃"的原因（这部分我们会在第三章之后详细说明）。

如果火种隐藏在日常生活里，那么，点燃这些火种的"燃料"，就可能在我们反复做着相同但有碍健康的事情过程中，不断地被投进身体里。许多人就是这样把身体搞坏的。

另一种造成人体内部持续闷烧的原因，则是**风湿性关节炎或克罗恩病（Crohn Disease，炎性肠病）等肇因于慢性炎症的病症**。但究竟这类病症为何会引起体内炎症，医学界至今尚未查出原因。

明明体内没有任何细菌或病毒，免疫系统却自作主张地攻击健康细胞，因而引发炎症。严重时，甚至会引发一连串的连锁效应，成为各种疾病的诱因。

最后，年龄增长也是造成慢性炎症的原因之一。

构成身体的全身细胞也有寿命期限。虽然许多细胞都会自行

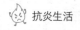

分裂、增生，但分裂的数量仍然有限，一般认为最多分裂 50~60 次。当细胞经过分裂，达到无法再进一步分裂的极限状态后，就会形成老化细胞。而这种**细胞分裂达到极限状态的过程，就称为细胞老化**。

值得注意的是，已经无法再进行分裂的老化细胞并不会马上死亡，而会在原地滞留一段时间。这个时候，会发生什么事情？

大家可能很难想象，老化细胞的周围会分泌出大量促进发炎的物质（mediator）。也就是说，**细胞老化同样会造成体内闷烧**。

更不妙的是，就像催化剂一样，当某个细胞老化时，周边的细胞也会跟着同步老化，使发炎的范围进一步扩大，进而引发各种疾病。

老化细胞会在体内引起炎症

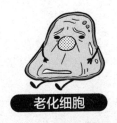

老化细胞

细胞老化后，会在原地滞留一段时间

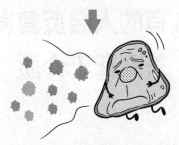

分泌出促进炎症的物质（介质）

引起或加强体内的炎症反应

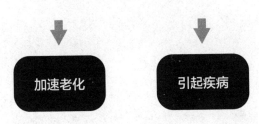

加速老化　　引起疾病

5

为什么有的人会反复发炎?
关键在于介质

☑ 介质一旦失衡，免疫系统就会失常

这里先简单介绍一下，前文提到的"促进发炎的物质（mediator）"究竟为何物，更详细的内容将会在第二章说明。

mediator 原意是"中介、媒介"。在医学用语中，则指在细胞之间传递信息的"传递物质（Transmitter）"。就像是细胞会对介质发出"来做这个""去做那个"的命令那样，大家先有这样的概念即可。

与炎症息息相关的介质有很多种类，但大致可分为"引起炎症"与"抑制炎症"这两种类型。大家还记得吗? 炎症本来就是身体所需要的反应，所以人体必须具备可引起炎症的介质。与此同时，如果抑制炎症的介质不够充足，发炎的症状就无法消停。因此，两者必须相互合作，彼此不可欠缺。

也就是说，当引起炎症与抑制炎症两种介质失去平衡，只剩引起炎症的介质不断单方面发出命令时，人体的免疫系统就会开始失常，并造成体内闷烧。

6

抗炎，
就是在抗氧化

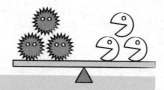

☑ 氧化 = 生锈

说到身体老化，或许有人会联想到**氧化**。很多人都知道"抗老的关键就是抗氧化"。但如果有人问我："既然抗氧化和抗炎都与人体老化有关，那么，哪一种比较重要？"我会回答："两者同样重要。**抗炎，就是在抗氧化。**"

这是为什么？因为发炎和氧化之间就像"鸡生蛋，蛋生鸡"那样，彼此有着密不可分的关系。

在此我们先说明一下何谓氧化。所谓氧化，是物质和氧气结合后的化学反应。削皮后的苹果表面，会随着时间流逝而变成茶色；铁制品暴露在潮湿的空气中，或是泡水之后生锈，都是因为氧化的缘故。

同样，**人体也会因为氧化作用而使细胞产生变化，进一步形成老化。**随着呼吸进入身体里的部分氧气，会在体内产生化学变化，转变成**活性氧**（Reactive Oxygen Species，ROS），而活性氧是氧化力更为强大的氧气。

活性氧强大的氧化力，正是免疫细胞与敌人（侵入体内的细菌或病毒等有害物质）作战时的武器，因此，**人体其实必须具备一定分量的活性氧才能自保。**但活性氧一旦增加过多，就会对体内的细胞造成伤害。

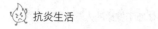

值得庆幸的是，人体同时也具备了抑制活性氧的能力，也就是所谓的**抗氧化力**。其中最具代表性的就是 **SOD 酵素**（Superoxide Dismutase，**超氧化物歧化酶**），可去除多余的活性氧，或是使其变得不具毒性。

每个人体内都有 SOD，所以就算活性氧不慎增加过多，在某种程度下，仍不会造成问题。然而，当活性氧因为炎症、压力或长时间暴露在紫外线下等因素而生产过量，或抗氧化能力因年龄增长等原因而衰退时，**人体就无法处理超出能力范围的氧化作用，体内各处会因这些无法被抑制的活性氧而遭受损害。这种问题称为氧化压力**（Oxidative Stress）。

氧化力和抗氧化力的跷跷板

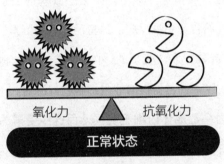

氧化力　　抗氧化力

正常状态

两者取得平衡

炎症、压力或紫外线等因素，
导致活性氧过度增加……

老化等因素，
导致抗氧化力衰退……

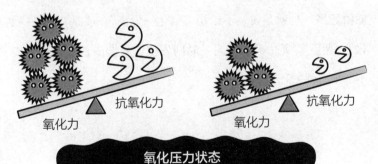

氧化压力状态

导致健康的细胞也遭受损害

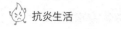

☑️ 氧化和炎症几乎同时发生

前文提过，所谓炎症原本是"去除致病的因素，使身体恢复原始状态"的自身免疫反应。这里的"致病因素"可大概分成"源自体外的异物"和"受损的体内细胞"两种，源自体外的异物不难理解，以下针对受损的体内细胞进行说明。

氧化压力会造成体内细胞受损，而这些受损的细胞正好是该被去除的对象，这就会诱发人体出现发炎反应。因此，我们可以这样理解：**当氧化压力发生时，就像敲击打火石进出的火花一般，会同时成为引起炎症的契机。**

另外，当人体出现炎症时，就会产生活性氧，并破坏体内抑制细菌或病菌的免疫机制，并且**炎症越是拖延，体内的活性氧量就越多**。也就是说，不论是"氧化→发炎"，或是"发炎→氧化"，两者其实几乎是在同一时间发生，且会成双成对地出现，不断地恶性循环。

当活性氧开始伤害细胞，就会引发炎症

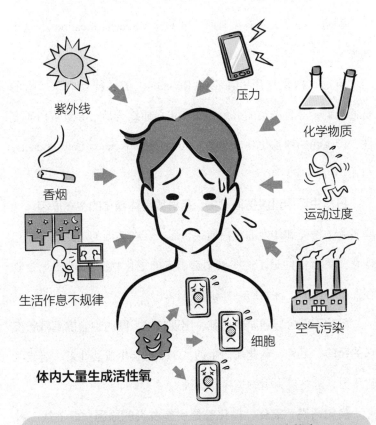

紫外线

压力

化学物质

香烟

运动过度

生活作息不规律

空气污染

细胞

体内大量生成活性氧

活性氧造成细胞损伤，使体内呈现炎症状态

↑ 一再重复、持续扩张的恶性循环 ↓

活性氧会从造成人体炎症的那一刻起产生

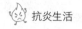

☑ 氧化、糖化、发炎三大反应，加速人体老化

顺道一提，大家有没有听过"糖化（Saccharification）"这个词呢？

所谓"糖化作用（Maillard Reaction，美拉德反应）"，指的是葡萄糖（源自糖类的分解物）和蛋白质结合后，导致蛋白质变性、产生晚期糖基化终末产物（Advanced Glycation End Products，AGEs）的反应。

日常生活中过度摄取糖类，是导致身体糖化的主要原因。这些多余的糖类和体内的蛋白质结合后，会在体温的加热之下引起糖化。更可怕的是，这些被制造出来的老化物质（AGEs）会储存在身体里面，和脂肪一样很难甩掉。

糖化不仅会导致肌肤松弛、出现皱纹，同时也会提高罹患疾病的风险。另外，糖化所产生的 AGEs 也会生成活性氧，造成氧化压力，最终成为引发炎症的契机。

换句话说，氧化、糖化都是引起发炎的原因。而上述三种现象都应该尽可能回避，想维持健康，就得致力于抗氧化、抗糖化、抗炎。

在氧化、糖化、发炎的相乘作用下，
人体就会加速老化

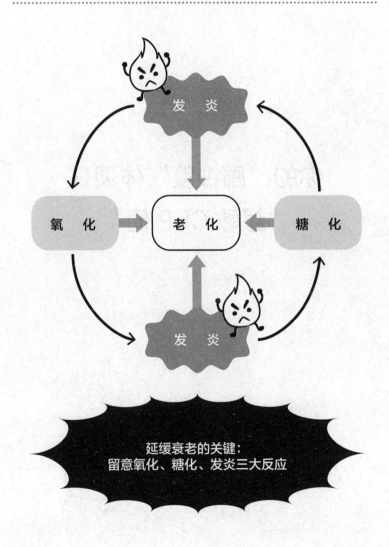

7

你的"腐蚀度"体现在 "超敏 CRP 值"

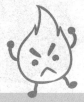

☑ 体检报告要看哪个数值，才能确认体内发炎程度?

经过前面的说明，相信大家已经明白，持续闷烧的慢性炎症会慢慢啃蚀身体，最终引发严重疾病，也了解了抗炎对于维持健康有多么重要。

坦白说，多体验挫折、失意等人生的必经之路，或许能成为未来成长的原动力。但若是攸关健康的问题，这类的失败经验最好能免则免。

读到这里，各位应该很想发问："那么，我该如何知道自己的身体有没有在闷烧呢？"很遗憾，目前尚未出现可作为判断标准的检查方式。

不过，还是有个可当作线索的数值，能用来判断人体内的炎症程度，那就是从"**C 反应蛋白质**（C reactive protein，CRP）"判别。人体在发炎时，肝脏会制造出几种蛋白质，它们随着血液被运送到全身，这些蛋白质统称为 CRP。一般健康检查的血液抽样中都有 CRP 这个项目，但因为标示单位和血糖或胆固醇等常见数值不太一样，所以很少有人会特别留意。

大家手边如果留着最近一次的健康检查报告，请务必拿出来确认一下。CRP 的评估标准如下：

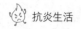

◎ 0.30 mg/dL 以下，表示标准范围

◎ 0.31~0.99 mg/dL，表示需注意

◎ 1.00 mg/dL 以上，表示异常

✔ 慢性炎症的安全判断，
要比标准范围再低一点

在一般的临床医学上，**CRP 被视为急性炎症的判断标准**。因为当身体的某处有急性炎症时，CRP 数值就会瞬间飙高。例如，即使平时 CRP 趋近于 0 的人，光是罹患轻微的感冒，该数值也有可能会飙升至异常范围。

然而，由于慢性炎症是闷烧，而非忽然出现的大火，CRP 值通常不会突然飙高至异常程度（1.00 mg/dL 以上），而是**在"标准范围"的高标值时就需注意**。以 0.30 mg/dL 为例，虽然仍在标准范围内，但相较之下，还是 0.01 mg/dL 这种趋于 0 的数值会比较令人安心。

此外，CRP 检测可分为"一般 CRP 检查"和"高敏感度 CRP 检查"两种。传统的一般 CRP 检查没办法检测出 0.1 mg/dL 以下的数值，因此无法掌握闷烧型的轻微炎症。幸好随着检测技术的进步，敏感度超出一般 CRP 检查百倍的"高敏感度 CRP 检查"问世，现在医学界已经可以检测出 0.01 mg/dL 的数值了。

1999 年，美国食品药品管理局（FDA）把高敏感度 CRP 检测数值认定为动脉硬化（慢性炎症疾病）的指标。近年来，一般的健康检查也开始利用高敏感度 CRP 评估心肌梗死等冠状动脉疾病的风险。具体来说，**只要检测数值达 0.20 mg/dL 以上，罹患冠状动脉疾病的风险就会比较高。**

话虽如此，由于感冒、受伤或牙周病等疾病，都会导致 CRP 数值攀升，所以光是从 CRP 指数判定体内的闷烧程度仍欠周全。但若是患有生活方式疾病的读者，还是建议多留意这个数值，借此作为判断动脉硬化风险的标准。

8

为了持续享受人生到最后一刻，
你得留意这些

☑ 能否活得健康、长寿的分歧点

慢性炎症是各种疾病的根源，这是毋庸置疑的事实，而**体内持续闷烧的人**，则有寿命较短的倾向。

庆应义塾大学医学部的百寿综合研究中心和英国纽卡斯尔大学所做的共同研究发现，不论在 85~99 岁、100~104 岁、105 岁以上中的哪一个年龄层，**若以 CRP 数值作为炎症指数标准，此数值越高者，比数值低的人越容易死亡。**

此外，该研究同时也调查了认知功能与日常生活的自理程度，不论是哪个年龄层，**炎症指数较低的人，认知功能和日常生活的自理程度都比较高。**

从这个结果可推测出，**体内无闷烧状况的人不仅寿命较长，健康状态也比其他人还要好。**也就是说，没有慢性炎症的人，能够活得比较健康、长寿。

总而言之，慢性炎症引起的体内闷烧，会在你一无所知的情况下持续发作。为了避免星星之火变成燎原大火，造成寿命缩短等后果，大家还是趁着体内只是闷烧的阶段，好好灭火吧。

在下一页附有简单的"体内炎症程度"检查表中，可以立即评估你的健康状况，请各位试着检测看看。

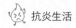

超简单的"体内炎症程度"检查表
立即检测健康状况

●饮食习惯

☐ 比起吃鱼，更爱吃肉。主菜以肉类居多。

☐ 爱吃甜食，零食必不可少。

☐ 常吃油炸食品、炒菜、快餐、膨化食品等。

●生活习惯

☐ 不喜欢走路。

☐ 坐的时间比较长。

☐ 吸烟。

☐ 容易焦虑，压力大。

☐ 只用牙刷刷牙，没用牙线或齿间刷。

☐ 经常便秘或腹泻。

● 健康检查数值

☐ 比 20 岁时胖了 10 千克以上。

☐ 血糖值偏高。

☐ 胆固醇值偏高。

☐ CRP 值偏高。

● 整体状况评估

☐ 不论睡得再久，还是觉得疲累。

☐ 患有牙周病。

☐ 经常腹痛。

☐ 皮肤有异常现象。

☐ 容易情绪低落。

判定结果

0 个选项	目前可以安心
1~9 个选项	照这样下去，有可能会闷烧
10 个以上选项	情况危险！很可能已经出现炎症

第二章

从疾病类别
看体内发炎：人为什么
会生病、痊愈？

—— 生活方式疾病、过敏、癌症的背后
都是慢性炎症

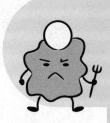

1

动脉硬化

从血管内部的小伤口开始引起慢性炎症，如果就这么持续闷烧，某天就会引发心肌梗死或脑中风。

前言曾经提到，不论血管老化（动脉硬化）、癌症、抑郁症、阿尔茨海默病、糖尿病，还是特应性皮炎，这些**现代常见的疾病，几乎都和慢性炎症有关**。因此本章将替各位逐一介绍，各种疾病和炎症有什么样的关联。

首先，本节要和大家谈谈**动脉硬化**。

动脉硬化的原因是什么？血压偏高的人，容易罹患动脉硬化；血糖值偏高的人，也容易引起动脉硬化；血液中的坏胆固醇（低密度脂蛋白胆固醇）偏多的人，同样是动脉硬化的好发人群。

上述的论点都没有错，但若再向上追溯原因："为什么高血压、高血糖、脂质代谢异常（高胆固醇），就容易引发动脉硬化呢？"现在专家们已经确定，原因就出在炎症。

最近，医学界认为，**所谓动脉硬化，是血管壁持续处于炎症状态**。换句话说，闷烧型的慢性炎症，**正是动脉硬化的真正原因**。

☑ 动脉硬化的四个阶段

大家读到这里或许还是一知半解，接下来我就依次说明，动脉硬化究竟是如何形成的。一般来说，它的形成可分为四个阶段。

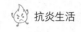

① **血管内皮细胞受损，以及单核细胞（白细胞）入侵**

动脉硬化最初的契机，是**血管的内膜损伤**。血管最内侧的"内膜"表面，有种名为"血管内皮细胞"的细胞呈片状紧密排列，血管内皮细胞在控制血液或血管功能的同时，还可从血液里吸收必要的物质。

当血管内皮细胞受损，便会陆续分泌**引起炎症的传导物质**。接着，一种名为"单核细胞"的白细胞（免疫细胞）就会附着在血管内皮上面，从内皮细胞的缝隙侵入血管壁的内侧。

此时，从内皮侵入血管壁的单核细胞，会变成吞食异物并进行处理的"巨噬细胞（Macrophages）"。

② **异物的侵入**

血管内皮细胞受损，防御功能变得衰弱后，外界异物就更容易侵入血管壁内。最具代表性的异物就是血液中多余的**坏胆固醇**。坏胆固醇潜入血管壁的内侧后，会被活性氧氧化，变成**"氧化低密度脂蛋白胆固醇"**。

③ **免疫系统启动**

当低密度脂蛋白胆固醇变成氧化低密度脂蛋白胆固醇之后，保护身体的免疫系统会将其判断为异物，并采取攻击行为。

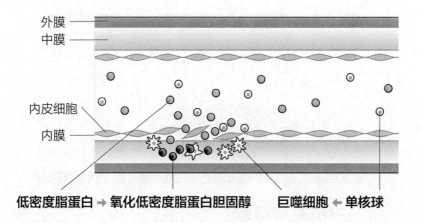

低密度脂蛋白 → 氧化低密度脂蛋白胆固醇　　巨噬细胞 ← 单核球

　　白细胞是人体内最重要的免疫细胞，单核细胞也是白细胞的一种，当它变成巨噬细胞后，就会像阿米巴原虫（Amoeba）那样，在自己的体内狙击病原菌等异物，以保护我们的身体。但坏就坏在，巨噬细胞会把氧化低密度脂蛋白胆固醇当成异物处置，不断将之扑灭、吞噬。

④ 吞噬异物至极限的免疫细胞破裂、储存

　　当巨噬细胞吞噬氧化低密度脂蛋白胆固醇到了极限之后，就会变成名为"泡沫细胞（Foam Cell）"的脂肪肿块，储存在血管壁的内部，最后就像肿瘤般隆起。

　　于是，这些肿起的脂肪块，就成了血管壁内侧的斑块。

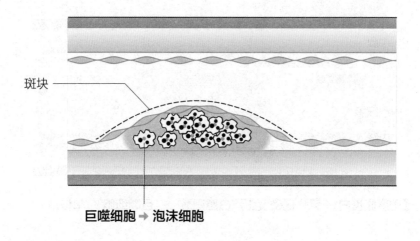

斑块

巨噬细胞 ➡ 泡沫细胞

☑ 预防猝死，你该知道的事

从前面一连串的流程便可得知，所谓的动脉硬化指的是，血管内皮细胞受损后，引起**免疫细胞和氧化低密度脂蛋白胆固醇战斗**；后续的炎症反应则是为了排除氧化低密度脂蛋白胆固醇这类对身体而言的异物，结果引起血管内部的肿块堆积。

然而这一切的源头，仍出自于**因年龄增长、高血压、高血糖和高胆固醇等引起的慢性炎症**。血管里面流动着源源不绝的血液，当血液流动速度过强（血压过高），或血液中含有多余的糖分或胆固醇（高血糖、高胆固醇）时，位于血管最内侧的内皮细胞就会受损。如果没有尽早排除这些原因，内皮细胞就会一直不断受损，血管壁的闷烧状态也不会停止。

高血压、高血糖、高胆固醇这类病症之所以难缠，最主要的原因在于，**它们是引起慢性炎症的火种，同时也是使炎症持续的燃料**。如果血管中的斑块形成后未能及时处理，你仍毫无警觉地持续投入燃料、放任闷烧，斑块就会在血管内部持续不稳定地存在。

最后，斑块就会像中华料理的小笼包那样，呈现**内部极为柔软，覆盖的皮膜极为轻薄且容易破损的状态**。然后，当斑块因某种刺激而破裂时，血液里的血小板就会为了止血而聚集在该处，形成名为"**血栓**"的血块。

血栓变大之后，就有可能阻断血液流动，或是顺着血液循环被搬运到其他场所，使该处的动脉产生堵塞。**如果堵塞的部位是心脏的血管，就会引起心肌梗死；如果是脑部的血管，则会引起脑中风**。

总而言之，血管内皮的小损伤所造成的炎症，会在没有半点疼痛或不适感的情况下持续发展，最后演变成心肌梗死或脑中风等各种致死率极高的严重疾病。

现阶段，医学界已将动脉硬化视为因慢性炎症引起的疾病，并积极推动全新的诊断方法与治疗药物的研究与开发。

2

肠炎、大肠癌、溃疡性
结肠炎、克罗恩病……

饮食过量或生活习惯不佳，都会导致肠道
闷烧。当肠道出了问题，就会提高罹患全
身性疾病的风险。

肠道是人体当中，**最容易发炎（以及老化）的器官**。

大家都知道，肠道是食物从口腔进入体内后的聚集处，同时也是最容易囤积有害物质的场所。如果一次吃很多食物或零食，食物源源不断地进入胃里，胃部就会来不及处理，于是，食物就会在没有被充分消化的状态下，被送进肠道里面。

肠道内的坏菌（Bad Bacteria）会分解滞留在肠道内的未消化物。与此同时，也会产生有害的物质或气体等。肠道会把这些视为异物，并为了保护肠壁而展开攻击，于是引起肠道发炎。

随着年龄的增长，肠道老化、压力和暴饮暴食、睡眠不足等生活习惯的紊乱，也会导致肠道发炎，若迟迟未能治愈，就会演变成慢性炎症，肠道细胞屡遭破坏，**最后成为各种生活方式疾病**。

肠道慢性炎症的可怕之处在于，**体内约七成的免疫细胞都聚集在肠道里**。因此，一旦肠道出了问题，不仅对免疫功能的影响极大，**同时也会导致过敏**，也有较高的概率罹患大肠癌。

另外，在肠道把食物养分等对身体有益的物质运送至全身时，那些有害的物质也会从肠道一起被传送至人体各处。

一般来说，肠道内紧密聚集的"上皮细胞"会保护肠壁，避免多余的物质侵入肠壁内侧。然而，当肠道内部的状态失衡，引起肠壁出现炎症后，上皮细胞的防御就会溃堤，对身体有害的物

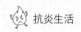

质就会侵入内侧。

这样一来，肠道内所增加的有害物质、闷烧所引起的火花（指引起炎症的介质），就会穿过肠壁，进入血管，使全身多处开始闷烧——**这些飞溅的火花会四散至肝脏、心脏、胰脏、肾脏等各个部位，进而引起严重的疾患。**

举个例子，如果火花飞溅到胰脏，就会减少胰岛素的分泌，引起糖尿病；血管一旦开始闷烧，就会引起脑中风或心肌梗死等致命性重病……更严重的是，甚至连脑部疾病或癌症等全身性疾患，都可能源自于肠道内的闷烧。因此，预防肠道慢性炎症可说是保持健康的关键。

☑ 原因不明的罕见疾病

在 2016 年日本所做的全国调查中，罹患"溃疡性结肠炎（Ulcerative Colitis）"的患者有 20 万人，"克罗恩病"的患者则有七万人。过去，这两种疾病都被称为罕见疾病，但现在已相当普遍了。

溃疡性结肠炎、克罗恩病的共通点是，**两者都是肠道黏膜出现慢性炎症所引起的疾病。**由于发炎的原因不明，这两种病都被视为难治（但非不治）之症。另外，在医学上，溃疡性结肠炎或克罗恩病，这类因肠道发炎所导致的疾病，一般通称为**"炎性肠病（Inflammatory Bowel Disease，简称 IBD）"**。

溃疡性结肠炎的肇因是大肠黏膜糜烂或出现溃疡（比糜烂更严重），很多人都知道日本首相安倍晋三也曾罹患溃疡性结肠炎。溃疡性结肠炎往往伴随着腹泻或腹痛，且病期拖得相当长。病患有可能在 20 岁左右时发病，尽管病症时好时坏，但炎症情况往往会持续许多年。

克罗恩病和溃疡性结肠炎相同，同样是在年轻时期发病，病症拖延难缠之余，肠道一样会持续发炎。但克罗恩病比较麻烦，其炎症部位往往不仅限于大肠，从嘴巴到肛门之间的消化道，都可能出现炎症或溃疡，这部分和溃疡性结肠炎不大相同。

此外，溃疡性结肠炎是在肠道黏膜（最内层）发生糜烂或溃疡，克罗恩病则会在肠道内的所有部位（所有层次）出现发炎症状，这部分两者也不一样。那么，为什么这两种原为罕见的炎性肠病，现在会这么常见呢? 医学界仍在研究直接原因，但至今仍尚未明朗。有人认为，**遗传（体质）、饮食或压力、肠内环境失衡等**错综复杂的因素，都是导致发病的原因。

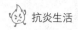

☑ "2:1:7"健康法则

虽然不论是溃疡性结肠炎或克罗恩病，迄今仍有许多尚不清楚之处，不过，从以前就有研究指出，**大量摄取水果、蔬菜或纤维质含量较高的食物，有利于降低两种病症的发病风险**。最近公开的日本研究报告也指出，多吃橘子或草莓、魔芋、香菇等蔬果，可以减少患病概率，因为这类食材含有丰富的食物纤维。

大家都知道食物纤维有益身体健康，其原理是因为**膳食纤维是肠内益生菌的养分来源，可增加体内好菌，减少坏菌和有害物质**，所以有利于身体健康。

此外，前文曾提到"肠内环境平衡"，换句话说，就是肠内好菌和坏菌的平衡。平时栖息在肠道里的细菌数量多达100兆~1000兆个。这些细菌可分成三种，分别是对身体有利的好菌、对身体有害的坏菌，以及非归属于任一种的"机会致病菌（Opportunistic Pathogen）"，而**好菌、坏菌、机会致病菌的最佳比例是2：1：7**。其中不好也不坏的"机会致病菌"（简单来说就是墙头草型，会站在数量较多的那一方）占最多比例，同时，**好菌比坏菌更多**，便是状态最平衡的肠内环境。

☑ 秋葵、芋头等黏滑类的食材能守护肠道

大家平时还能做些什么，以维持肠内环境平衡呢？

我之所以建议大量摄取富含食物纤维的食物，是因为食物纤维可使肠内环境维持平衡，减少坏菌所制造出的有害物质，达到**抑制炎症**的效果。

当肠内坏菌太多，氨或硫化氢等对身体有害的物质就会增加，容易使肠道闷烧。说到身边最常见的案例，应该就是**便秘**了。原本应该排至体外的废弃物，例如粪便等，如果滞留在体内，就会在肠道内腐败、使坏菌增加，这些有害物质便会持续影响健康。偶尔便秘也许不碍事，**但经常性便秘的人，或许不光是肠道在闷烧，在炎症介质的传送下，搞不好连血管，甚至全身都已成了未来的火场。**

诚如大家所知，食物纤维有助于消解便秘。尤其更要注意摄取**可溶性膳食纤维**，如秋葵、芋头和滑菇等黏滑类食材，以及魔芋、海藻类、酪梨、无花果等，这些都是含有丰富可溶性膳食纤维的代表性食材。

另一种类型的**不溶性膳食纤维**，会在吸收水分后膨胀、增加粪便量，并刺激肠壁、促进肠道的蠕动，但如果你本身已有便秘问题，吃太多不溶性膳食纤维反而可能使阻塞情况更加严重。

膳食纤维是好菌的养分来源

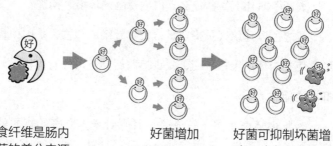

膳食纤维是肠内
好菌的养分来源

好菌增加

好菌可抑制坏菌增
殖，减少有害物质

当肠道内的好菌数量占优势，就可调整肠内环境，血液会变
得"清澈"，免疫力提升，肌肤更漂亮，体态也会变得纤细，
可以说是好处多多！

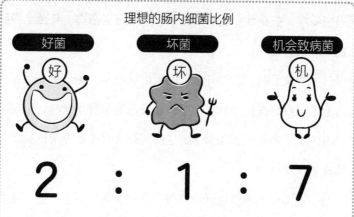

理想的肠内细菌比例

好菌

坏菌

机会致病菌

2 : 1 : 7

* 当好菌居于优势时，机会致病菌对好菌无害。但当坏菌居于优势时，
机会致病菌就会变成坏菌的伙伴，所以让体内好菌维持多数相当重要。

3

癌症

慢性炎症会提高 DNA 复制错误的风险，在
这样的情况下，体内就很容易产生癌细胞。
此外，DNA 受损，使基因编辑酶容易受到
基因变异的影响。慢性炎症与癌症的发生
和发展有很大的关系。

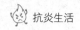

说到癌症，大家应该都很清楚，癌症迄今仍位居人类死亡疾病排行榜之首。据说全日本平均每两人就有一人罹患癌症，每三人就有一人死于癌症。但大家可能不知道，**只要你体内某处正出现慢性炎症，就很容易罹患癌症，恶化速度也会变快**。

最明显的病例，就是**幽门螺杆菌（Helicobacter Pylori）所造成的胃癌，以及 C 型肝炎病毒或 B 型肝炎病毒造成的肝癌**。

感染幽门螺杆菌后，其制造出的氨除了会中和胃酸、破坏黏膜之外，也会产生活性氧或毒素等有害物质，**在胃部的黏膜处引起炎症；炎症若长时间持续，就会导致胃癌**。从各种统计资料中得知，只要清除幽门螺杆菌、抑制炎症，就能降低罹患胃癌的风险，所以胃癌可说是因炎症所引起的癌症。

肝癌也一样，一旦长时间感染 C 型肝炎病毒或 B 型肝炎病毒，肝脏的细胞就会出现炎症。当炎症慢性化之后，就会转变成肝硬化、肝癌。**据说肝癌的病因，有九成都是因为感染这类病毒引起的炎症所致**。甚至，近年来随着肥胖人口的增加，在全球各地急遽攀升的**非酒精性脂肪性肝炎**（Non-Alcoholic Steatohepatitis，简称 NASH），同样也有造成肝硬化或肝癌的风险，因此备受医学界关注。

除了胃癌或肝癌这种"先因病菌感染，导致后续炎症"的癌症外，也有许多因为**反复发炎**而致癌的病例，最典型的病例就是食管癌。

导致食管癌最明确的病因，就是香烟和酒。香烟含有六十多种致癌物质；如果饮酒过量，里头的乙醛（有害物质）就会储存在体内，持续刺激食管黏膜，引起发炎。**上述情况若反复发生，在细胞分裂、增生的过程中就容易产生癌细胞。**

大家都知道，**太烫的饮品或食物也会导致食管黏膜发炎，提高患食管癌的风险。**此外，俗称"火烧心"的反流性食管炎（Reflux Esophagitis，胃酸反流至食管，导致食管黏膜发炎的疾病），也会增加罹患食管癌的概率。

顺道一提，也有相关报告指出，有喝热茶习惯的日本和中国，以及喝热马黛茶（Mate Tea）的南巴西和乌拉圭，罹患食管癌的病例比其他国家更多。

☑ 细胞复制错误引发癌症

前面所介绍的几种癌症，都是"先发炎，后致癌"的明显病例。幽门螺杆菌造成的胃炎、丙型或乙型肝炎病毒造成的肝炎，以及反流性食管炎，与其说这些是"闷烧"，不如说是更接近于"火灾"，这种炎症长时间持续，的确有提高致癌风险的可能。

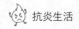

其实，不一定是因为炎症才可能导致癌症，**即便是健康的人体，仍会因细胞内的 DNA 受损或是 DNA 复制错误，而在细胞分裂时产生癌细胞。**

DNA 的错误复制，会导致分裂、增生的"设计图"与原貌不同，除了可能损坏细胞原有的机能，也可能**赋予其多余的功能**，如此一来，这些有瑕疵的细胞，就会成为致癌的原因。

不过，人体本身也内建了修复受损 DNA 以及击退癌细胞的系统，**每天都会自动消灭那些刚形成的癌细胞。**甚至还有种说法："人体每天可消灭五千个癌细胞。"然而，当错误 DNA 的数量超出系统可承受的范围，自然无法遏止癌症形成。

由此看来，当慢性炎症导致体内持续闷烧时，就会出现下列几种情况：

◎ 受损的 DNA 超出修复系统可承受的数量。

◎ 反复发炎使细胞分裂的次数增加，更容易引起复制错误。

◎ 免疫系统过于疲累，无法彻底排除癌细胞。

于是，体内就会呈现癌细胞容易增生，却不易消灭的状态。

☑ 最新研究证实：基因编辑酶可致癌

另外，诚如前文提过的，体内出现慢性炎症，持续闷烧的部位，会产生大量的**活性氧**。"活性氧"这个词目前已经出现好几次了，指的是氧化力强大的氧气。

当免疫细胞攻击侵入体内的异物时，活性氧是免疫细胞的武器，因此，身体内原本就必须具备一定程度的活性氧含量。但活性氧一旦增加过多，连健康细胞都会遭受损伤。

再回到本节的主题，细胞内的 DNA 之所以受损，原因之一就是过度增加的活性氧。在出现慢性炎症的部位，除了因为闷烧产生的活性氧之外，为了与发炎受损的免疫细胞（已被视为有害物质）作战，人体同样会大量产生活性氧作为武器。

此外，最近医学界才发现，当人体内出现慢性炎症时，正常的细胞会产生名为"基因编辑酶"的物质，若加上基因突变（Gene Mutation），癌细胞就会变得更容易生成。在健康的状况下，基因编辑酶只会出现在免疫细胞之一的 B 淋巴细胞里，然而，**患有慢性炎症的人，其持续闷烧的部位会自动生成基因编辑酶**。

来自小白鼠的活体实验中，则有更具冲击性的报告。

如果全身的细胞都出现基因编辑酶，就会导致恶性淋巴瘤持

慢性炎症将导致细胞分裂次数增加，
提高 DNA 复制错误的可能性

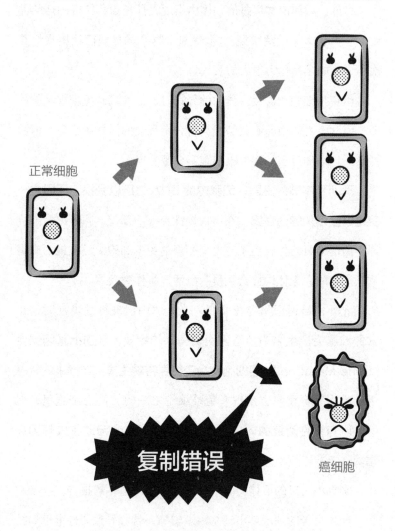

正常细胞

复制错误

癌细胞

续生成（几乎所有的癌症病例都包含此病灶），同时也会引发肝癌、肺癌、胃癌等。

☑ 癌症发生、浸润、转移的背后，都躲着慢性炎症

前面的内容或许稍微难懂了一点，但大家应该已经理解，不论是一开始 DNA 复制错误的阶段，或是癌细胞持续增生形成硬块的阶段，以及癌细胞转移的阶段，其实都和慢性炎症息息相关。

也就是说，癌症的发生、病变、转移，都和慢性炎症有关。因此，不论是罹患癌症之前，或是罹患癌症之后，抑制体内闷烧都是相当重要的事。

其实，也有许多报告指出，**长期服用解热镇痛剂阿司匹林的人，罹患癌症的风险比较低**。这正是因为阿司匹林是抑制炎症、舒缓疼痛、退热用的药物。

日本也有类似报告。日本国立癌症研究中心等机构的共同研究报告指出，一名患者在摘除掉极有可能发展成大肠癌的结肠息肉（Colonic Polyp）后的 2 年内，持续服用低剂量的阿司匹林，

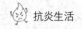

结肠息肉的复发风险降低至 40% 左右。

看到这样的说明，或许有人会想问："持续服用具有抗炎作用的药物，真的没问题吗？"身为医生，我当然不鼓励这种做法。**只要是药物就一定会有副作用**。阿司匹林也有导致支气管哮喘、肠胃功能障碍或出血等副作用的相关报告。

因此，如何不依赖药物就能在日常生活中抑制体内闷烧，才是最重要的关键。

4

抑郁症

长期处在压力状态，会在脑部引起慢性炎症，导致血清素减少，神经细胞也会受损，进而引发抑郁症。

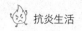

抑郁症和慢性炎症，"应该完全没关系吧？"或许有不少人这么认为，但近年已有研究报告指出，**抑郁症的起因，其实也和脑部炎症有关**。

抑郁症到底是怎么产生的？过去，医学界在探讨其成因时，都是以"单胺假说（Monoamine Hypothesis）"为主流。所谓单胺，指的是血清素（Serotonin）、多巴胺（Dopamine）、肾上腺素（Adrenaline）、去甲肾上腺素（Noradrenaline）这类**神经递质**（Neurotransmitter）。这些单胺的作用就像信使一样，负责在**神经细胞之间传递信息**。

当脑部的单胺分泌不足，神经细胞之间的信息就无法顺利传递，长久下来就会引发抑郁症——此为单胺假说的主要内容。

尤其是，据说抑郁症患者的血清素和去甲肾上腺素较少，但是血清素和去甲肾上腺素都是与情感讯息有关的神经传导物质。

血清素会在人体产生情绪的期间大量分泌，**调节身心，使脑部清晰、心理达到平衡**。去甲肾上腺素则可**提高积极性、集中注意力和紧张感**，会在人感受到压力的时候开始分泌。血清素和去甲肾上腺素一旦不足，**原本平静的心就会变得不安，待人处世的积极性也会下降，呈现容易抑郁的状态**。因此，一般抑郁症的药物就是用来刺激大脑分泌血清素和去甲肾上腺素。

就以现在最常见的抗抑郁药物"SSRI"为例，SSRI 的正式名称是"选择性血清素再吸收抑制剂（Selective Serotonin Reuptake Inhibitors）"。其药物作用就如同名称一样，**可防止血清素被吸收、分解，以增加脑部的血清素量。**

同样，全新的抗抑郁药物去甲肾上腺素能和特异性 5- 羟色胺能抗抑郁药（Noradrenergic and Specific Serotonergic Antidepressants，简称 NaSSA），其作用也是促进去甲肾上腺素和血清素的分泌。

话虽如此，单胺假说终究只是假说，仍然无法厘清抑郁症的真正成因。基本上，过去就有人质疑，明明服用 SSRI 等药物就能马上增加血清素，却不是每个罹患抑郁症的患者都能痊愈。就算好转，也很难马上看见效果，有些人甚至延迟了数个星期才稍见成效。

而在后起的众多质疑当中，最受关注的则是，**长期的压力在脑部引起炎症，进而导致抑郁症的"慢性炎症假说"。**

☑ 血清素分泌不足的真正原因

大家可能很难想象，人的大脑也会产生闷烧型的慢性炎症。

就以第一章介绍过的 CRP 值来看（可用来推估体内发炎程度，参考第 30 页），各种研究都指出，抑郁症患者，尤其是重

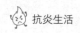

抗炎生活

度抑郁患者的 CRP 数值都偏高。

当体内因闷烧或压力，导致炎症的介质增加之后，由神经细胞信息传送部位所构成的"白质（White Matter）"就会出现障碍，血清素或去甲肾上腺素之类的神经递质的作用也会跟着变差。

除此之外，血清素的原料，名为色氨酸（Tryptophan）的氨基酸，除了血清素之外，也会被用来合成其他物质，而促进炎症的介质则会诱导人体制造出血清素以外的物质，导致血清素的分泌量变少。

另外，也有许多研究发现，炎症会促进血清素的摄取（使之被吸收与分解）。也就是说，**引起发炎的介质一旦增加，血清素就会减少。**

上述说明可能有点复杂，以下简单整理成两个要点：

◎ 人体一旦出现慢性炎症，血清素和去甲肾上腺素的作用就会变差。

◎ 当人体内出现慢性炎症时，血清素就会分泌不足。

这部分和前面所提到的单胺假说并无矛盾。然而，血清素或去甲肾上腺素之类的递质分泌不足，并不是根本原因，而是过

062

程。该注意的是，就是**因为脑内出现慢性炎症，才导致血清素或去甲肾上腺素不足，进而引发抑郁症**。

☑ 压力激素过多，脑部组织就会受损

还有另一个医学界最近才得知的惊人事实。

过去，人们总认为抑郁症等情感障碍，是因为大脑负责处理情感信息传达的部位受损，属于心理疾病，而非脑部发生物理性的损害（障碍）。然而，近期终于得知，**抑郁症患者的脑部其实也发生了物理性障碍**，其背后也潜藏着慢性炎症这个幕后黑手。

当压力产生时，体内促进炎症的介质便会增加，大脑也会**分泌出对抗压力的"皮质醇（Cortisol）"等压力激素来抑制炎症**。然而，在面对长期压力、持续闷烧之下，压力激素仍不断分泌，最后终于过量。

"既然压力激素可以抑制炎症，应该是分泌越多越好，不是吗？"或许有人会有这种疑问，**但当压力激素过剩时，活性氧也会增加，并导致脑部的神经细胞坏死，甚至伤害部分组织**。换句话说，长期承受压力不但会令身心感到疲倦，就连脑部都可能发生物理性病变，实在不可不慎。

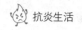
抗炎生活

其中，大脑特别容易遭受损伤的部位是**海马体（Hippocampus）
和杏仁核（Amygdala）**。大家都知道，海马体以掌管记忆为主，
但它其实也与情绪有关。**海马体、杏仁核都负责处理人类的情感
讯息，同时也和抑郁症有着极为深远的关系。**许多报告指出，
抑郁症患者的海马体和杏仁核都已呈现出萎缩状态。

过去，谈到抑郁症的治疗，都是以服用抗抑郁药物，以增加
血清素或去甲肾上腺素等方式为主流，但现在已得知慢性炎症才
是主因，各种以"抗炎"为主的治疗方法已日渐受到关注。

抑郁症的肇因是慢性炎症

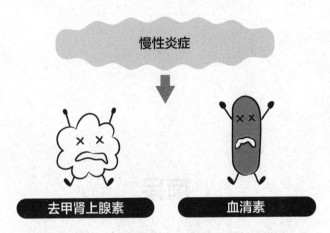

慢性炎症

去甲肾上腺素　　血清素

当血清素、去甲肾上腺素的作用变差，人就会开始抑郁

长期承受高度压力，导致压力激素过剩、活性氧增多

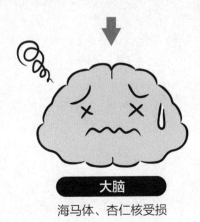

大脑

海马体、杏仁核受损

5

痴呆

β 淀粉样蛋白的储存将引起轻微炎症，当炎症持续，神经细胞就会坏死。最终导致脑部萎缩，演变成痴呆。

当压力慢慢累积，引起脑内炎症并持续闷烧后，**压力激素就会分泌过剩**，活性氧也会跟着增加，导致脑部神经细胞坏死，甚至伤害部分组织。因此，在抑郁症患者的大脑中，常会发现萎缩现象——这是前文提过的观念。

说到脑部萎缩，大家是否联想到哪种常见的疾病呢？没错，就是痴呆。所谓痴呆，指的是**神经细胞因脑部疾病坏死，导致大脑萎缩，脑功能下降**。一般来说，痴呆可依致病因分成几种类型，其中最常见的是**阿尔茨海默病**。

阿尔茨海默病也是因脑部神经细胞死亡、脑部萎缩所致。过去，人们认为造成疾病的原因是称为"**β淀粉样蛋白（Amyloid-β）**"的蛋白质。

根据美国哈佛医学院的研究，β淀粉样蛋白普遍存在于人体各器官内，以保护身体不受病毒伤害。但当人体老化后，这类蛋白质的"生成"与"排除"机制便很容易失衡，并储存在脑内，长此以往，周围的神经细胞就会坏死，导致脑部萎缩——这是过去关于痴呆成因的说法。

但最近有学者主张："β淀粉样蛋白称不上是真正病因。"为什么呢？因为有许多人尽管脑内储存了β淀粉样蛋白，却没有**罹患痴呆**。那么，真正的原因是什么？没错，**医学界仍然将关注焦点放在炎症上**——脑内一旦储存了β淀粉样蛋白，就会引起

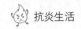抗炎生活

轻微炎症。当炎症长年持续下去，便会造成阿尔茨海默病。这是
目前专家学者们正在研究思考的方向。

☑ 痴呆，是因为脑神经细胞再生机制受阻

以前，人们总以为脑部神经细胞数会在孩童时期达到巅峰，
并随着年龄增长而逐渐减少。令人开心的是，最近的脑部研究发
现，人体不论长到几岁，脑部还是会生出新的神经细胞。这是
因为**海马体等脑部的特定领域，拥有神经干细胞（Neural Stem
Cells），此机制可生出全新的神经细胞**。在专业的医学用语上，
称其为**神经发生（Neurogenesis）**。

换句话说，随着年龄的增长，脑部不会只是萎缩，也会生
出新的神经细胞，这是相当有趣的现象。尤其是，海马体是与记
忆、情感相关的部分，同时也与痴呆、抑郁症密切相关。

此部位竟然可持续生成新的神经细胞，的确令人振奋。

但坏消息是，还有别的报告指出，**脑内如果出现慢性炎症的
闷烧，就会阻碍神经发生**。脑部明明拥有制造全新神经细胞的能
力，却因慢性炎症而无法顺利完成，岂不是太可惜了吗？

截至目前，已有各种研究结果指出：

◎ 患有抑郁症的人，容易罹患阿尔茨海默病。

◎ 抑郁症反复发作的人，容易痴呆。

◎ 有牙周病的人容易痴呆。

◎ 有糖尿病的人也很容易痴呆。

上述疾病的根源都是慢性炎症。仔细想想，当这些疾病的"火花"飞溅到脑部时，当然会提高痴呆的风险。相反，也有许多报告指出，平日服用非类固醇性消炎止痛药（抗炎药）的人，罹患阿尔茨海默病的比例比较少。

现在，与痴呆相关的药物有四种，但没有一种药物是"治疗"痴呆的，而是**定位在"延缓"痴呆恶化**。如果炎症真的是痴呆的根本原因，或许今后可以透过抑制闷烧型炎症的方式，来治疗、预防此疾病。

特应性皮炎

当肌肤因为过敏体质和防御功能下降而出现炎症，再加上压力、瘙痒等状况，就会在持续闷烧下，演变成特应性皮炎。

特应性皮炎的患者，近来有增加的趋势。根据日本厚生劳动省公布的《2014 年患者调查》，日本罹患特应性皮炎的病患，大约有 45.6 万人左右。

我于 1962 年出生，在我印象中，小时候身边有特应性皮炎的孩子在同年级中只有 1~2 名。可是，现在患有皮肤问题、肌肤干燥的孩子却相当多。

另外，大家对于特应性皮炎的印象，是否仍为"大多好发于孩童，成年后就会自然痊愈的疾病"呢？其实，**最近成人罹患特应性皮炎的病例不断攀升**。从小得过特应性皮炎，长大之后仍然没有痊愈，或是成年后开始复发，尤其是三四十岁还有特应性皮炎的患者，都比过去增加许多。

从特应性皮炎中的"炎"字就可以知道，此症状也是起因于慢性炎症的一种疾病。在学术上，特应性皮炎的定义为**伴随发痒的湿疹**，病症反复且时好时坏，同时难以治愈的皮肤疾患。但基本上，**湿疹本身就是在肌肤上引起的炎症**。

先替大家解说一下皮肤的构造。皮肤从外侧开始，**由表皮、真皮、皮下组织三层组织所构成**。前文介绍过"被蚊子叮咬而肿胀"的例子，是指覆盖在皮肤最外侧的表皮发炎。更详细解释的话，是因为肌肤被蚊子叮咬（蚊子的唾液进入体内），受到刺激之后，**"肥大细胞（Mast Cell，又称肥胖细胞）"**会散发出平时

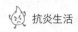

贮藏在细胞内的"组织胺（Histamine）"等介质，并发出"现在开始发炎"的命令。

收到这个命令之后，表皮就会瘙痒，同时向脑部传达"发痒"的讯息。瘙痒是个相当棘手的问题。因为一旦觉得痒，人就会想去抓，不小心刮伤表皮之后，就会进一步引起炎症，使皮肤炎恶化，然后发痒的症状就会愈发严重……自此陷入反复发痒的无限循环。

尽管知道瘙痒不能抓，人往往还是会情不自禁地伸出手搔个几下以求舒缓。这是因为在抓痒之后，脑部的奖励系统（Reward System）将会产生作用，因此在身体发痒的时候抓痒，脑部会得到快感的反馈。

☑ 防御功能下降与过敏体质，导致症状反复发作

以上所述都是一般的皮肤瘙痒，特应性皮炎则有一点复杂，患者有下列两种状态：一是**皮肤的防御功能下降**；另一种则是**容易对刺激产生过敏**（也就是具有过敏体质）。

我们先从皮肤的防御功能下降谈起。皮肤本身拥有防御机

制，可防止异物从体外侵入，同时避免体内的水分等流失。然而，**当防御功能下降时，皮肤就会呈现异物容易侵入体内的状态，进而引起炎症**。此外，当皮肤表面的防御功能减弱，人体为了加强防范敌人的入侵，平常只延伸至表皮和真皮交界处的神经，就会冒出头，伸展至表皮部分。也就是说，到了这个阶段，**皮肤对刺激的反应会变得更加敏感**，所以就更容易引起炎症。

大家回想一下，冬天湿度较低、肌肤干燥的时候，是否有过肌肤发痒的情况？这就是因为皮肤的防御功能减弱，而变得容易引发炎症的缘故。

特应性皮炎的另一种成因是**过敏体质**。简单来说，就是在面对各种刺激时，**容易主动制造出抗体**。诚如大家所知，身体碰到有害物质入侵的时候，会制造出相对应的抗体来抵御。例如，对尘螨过敏的人，会产生大量对抗尘螨的抗体；对猫毛过敏的人，则会产生大量对抗猫毛的抗体。

此外，**具有过敏体质的人，体内对抗各种物质的抗体，也比其他人更多**。换句话说，患有特应性皮炎的人，本身就容易制造出对抗各种物质的抗体，若再加上防御功能下降，异物大量入侵、导致敏感的神经容易受刺激……如此一来，炎症自然会不断反复、持续。

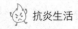

✅ 如何摆脱无限循环的皮肤瘙痒?

特应性皮炎如果再碰上压力,瘙痒情况就会加剧,这时候如果患者为了止痒抓个不停,炎症就会进一步恶化,瘙痒程度便会越演越烈……总之,在本身体质、外界压力等原因的复杂交错之下,特应性皮炎便会一再发作。

那么,该怎么做才能摆脱瘙痒的循环,有效改善这种状况呢?

为了阻断瘙痒的恶性循环,通常都得涂抹含有皮肤科处方的类固醇软膏来抑制炎症,但那也只是抑制症状的疗法,充其量只是治标不治本。

就根本性的对策来说,我建议大家先**做好保湿工作,强化皮肤已减弱的防御功能**,这一点最为重要。然后**找出造成过敏反应的原因**,并避免接触过敏原,不过,要从日常生活中将之完全排除,应该相当困难。

综上所述,治疗特应性皮炎最重要的关键,就是把身体**改变成不容易引起炎症的体质**。具体做法将会在第四、五章详细说明。现阶段大家先建立基本观念:**只要抑制体内的炎症,肌肤瘙痒的状况通常也能获得改善**。

特应性皮炎的皮肤，对异物入侵特别敏感

● 健康的皮肤

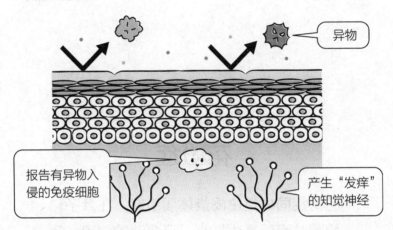

异物

报告有异物入侵的免疫细胞

产生"发痒"的知觉神经

● 特应性皮炎皮肤

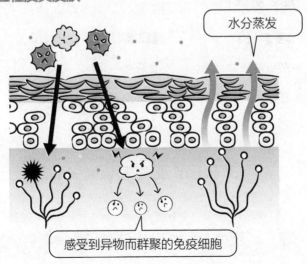

水分蒸发

感受到异物而群聚的免疫细胞

7

花粉症

花粉症同样是由闷烧体质引起，在鼻子和眼睛黏膜处产生发炎。只要消除成因，就能缓解症状。

花粉症可以说是日本的国民病。每年的二三月，杉树花粉在空中大量飞散，"你是得了花粉症吗？"这句话，几乎成了固定的问候语。

据说全日本现在平均每 4 个人，就有 1 个人患有花粉症。在以耳鼻喉科医生和花粉症家族为对象的全国调查中，有杉树花粉症的人，在 1998 年调查时只有 16.2%，但在 10 年之后，也就是 2008 年时，竟增加至 26.5%。换句话说，**在短短 10 年之间，患病人数就增加了一成之多**。

说到花粉症的症状，最典型的就是打喷嚏、流鼻涕、鼻塞、眼睛发痒、充血，这些全是因为炎症而产生的病症。其中打喷嚏、流鼻涕是为了把进入鼻腔内的花粉赶出体外的反应；鼻塞是鼻黏膜肿胀所致；眼睛发痒、充血是对进入眼睛的花粉产生排斥所引起的症状。以下对此进行详细说明。

当花粉进入鼻腔或眼睛，粘黏在黏膜上之后，免疫细胞中的"哨兵"（巨噬细胞）会将其视为异物，并把信息传递给其他的免疫细胞以制造抗体。这种抗体会紧密地粘黏在位于鼻腔或眼睛黏膜的肥大细胞表面，一旦有花粉入侵，便会重复上述过程，如此一来，制造抗体的肥大细胞就会逐渐增加，而当肥大细胞达到一定的数量后，就会准备攻击。日后，**每当有花粉进入身体，肥大细胞就会释放出组织胺或"白三烯（Leukotriene）"等引起炎**

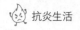

症的介质。这个过程称为"致敏作用（Sensitization）"。

简单来说，花粉症是鼻腔和眼睛黏膜出现炎症，而引起炎症的机制和前文介绍过的特应性皮炎基本相同。

☑ 好消息！不必吃药就能摆脱花粉症的方法

长久以来，花粉症的治疗法都是使用抗组织胺或抗白三烯等药物，以抑制传递炎症的介质，或是使用介质游离抑制剂来预防介质发出指令。好消息是，最近医学界已研究出如何从根本上治疗花粉症，那就是**舌下免疫治疗**（Sublingual Immunotherapy）。

这种治疗方式，是把花粉的萃取液滴在舌头下方，等待两分钟后吞下，一天一次，每天服用。既然人体会把花粉视为异物，并采取攻击行为，那我们干脆每天都滴一些进来，让身体慢慢习惯，这就是舌下免疫治疗采取的免疫战略。

2014 年，含有花粉萃取液，名为 CDHArtolen 的药物因为被纳入保险适应证，而在日本国内引起话题。总而言之，舌下免疫治疗确实是可能根治花粉症的突破性治疗法，但这需要相当大的毅力。除了没有花粉的季节必须每天投药之外，也得定期到医院就诊，同时，至少需要持续两年以上才会有明显的效果。

虽然舌下免疫治疗的效果很不错，但我认为在那之前还是可以替自己多做些什么。"既然花粉症也是炎症所致，那只要把体质调整成不容易发炎的状态，便能缓解花粉症。"我总是这样建议来看诊的花粉症患者。迄今，几乎有一半以上的病患症状都已减轻，甚至还有人彻底痊愈，不再需要服用药物。

那么，**改善体质的具体方法是什么呢？答案是饮食，尤其改善油类的摄取方式**。大家只要多吃含有 EPA、DHA 的鱼油，同时避免摄取容易引起炎症的花生四烯酸（Arachidonic Acid），其主要来源是色拉油的主要成分亚油酸（Linoleic Acid，或称麻油酸），就可以抑制炎症。详细内容将在第四章进行说明。

8

支气管哮喘

过去支气管哮喘的治疗法，都着眼于扩张呼吸道，但自从将焦点改为抑制支气管炎症后，因哮喘而死亡的人数便戏剧性地骤减了。

前文提过，花粉症是因为鼻腔或眼睛黏膜的炎症所致。既然提到鼻腔炎症（鼻炎），那么就不能不谈谈现代人很常见的"支气管哮喘"。

哮喘的日文汉字是"喘息"，源自于"哮喘发作时，犹如喘气般的呼吸"。一般人如果长期持续咳嗽，呼吸时会发出"咻咻"的声响，这就是演变成支气管哮喘后的典型症状。

鼻炎和支气管哮喘息息相关。根据统计，**罹患支气管哮喘的患者，有六至八成都带有鼻炎；鼻炎患者则有二至三成都带有哮喘**。由此看来，大多数的病患都是同时罹患两种疾病，这是医学界从以前便知道的事实。

英文里有这么一句话："One airway, one disease."。airway 指的是空气的通道，也就是呼吸道。不论鼻腔还是支气管，都是通往肺部的通道（呼吸道），**鼻炎和支气管哮喘之所以被视为同一种疾病，便是基于这个观点**。但更进一步来看，两者被视为相同疾病，并不只是因为皆与呼吸道有关，还因为两者同样都是**呼吸道炎症所致**。

除了大部分患者同时罹患鼻炎和支气管哮喘之外，大家都知道**鼻炎是引起支气管哮喘的原因，只要治疗鼻炎，支气管哮喘的症状也会跟着好转**。鼻黏膜发炎后，会释放出大量引起炎症的介质，这些介质会顺着呼吸道来到支气管，或是透过血管抵达支

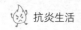

气管或肺部。因此，鼻腔炎症便被视为引起支气管哮喘的原因之一，就像飞溅的火花在落地位置引起燎原大火那样。

☑ 全新的哮喘疗法：针对慢性炎症对症下药

前言里已简单说明，现代医学界已将支气管哮喘视为"在支气管中持续出现轻微炎症"的疾病，因此治疗方法已有了革命性的改变。

察觉到慢性炎症这个病因后，改变治疗方法，哮喘终于得以根治，拯救了更多人的生命。世界上这种因为发现病因而改变疗法的第一个案例，就是哮喘。

话虽如此，**尽管死于哮喘的人减少了许多，但患者数却有增加的趋势**。原因目前尚未明朗，但我认为应该和体内闷烧的人仍然很多有关。

把关注焦点放在炎症上头，就可以更贴近疾病的根源，同时采用没有副作用的治疗方法。但我还是要强调，既然慢性炎症会引发哮喘，那么只要愿意调整饮食、改变生活习惯，就一定能够减少体内闷烧。这才是最重要的事，大家说是不是呢？

第三章

肥胖是炎症的"温床"

——别让"第三脂肪"缩短你的寿命

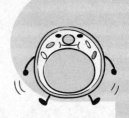

1

人越胖，
体内闷烧就越严重

☑ 你是大肚腩的"苹果形体型"吗？小心了！

前面已经说过，慢性炎症引起的体内闷烧和全身性疾病密切相关。从本章开始，我将针对引起慢性炎症的原因"肥胖问题"进行说明，并于第四、五章提出解决对策。

先给各位一个观念：**肥胖的情况越是严重，身体内的闷烧越会持续扩大**。意思就是说，所有饮食过量或运动不足、放任脂肪堆积的人，都有慢性炎症（体内闷烧）的问题，而且越胖的人，闷烧的情况越严重。

大家最近一次量体重是什么时候呢？现代人都喜欢苗条的身材，因此很害怕面对自己变胖的事实，常常会下意识地避开体重秤。

日本对于肥胖的判断标准是"BMI 25 以上"（中国疾病预防控制中心定义，成年人 BMI 24 以上，但低于 28 者为超重，BMI 28 及以上为肥胖，如表 1 所示）。所谓 BMI 是"Body Mass Index"的缩写，中文称为"身体质量指数"，可透过下列计算公式求得：

$$BMI = 体重（kg）\div 身高^2（m^2）$$

据说现在全日本 20 岁以上的人口当中，有三成男性、二成

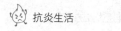

女性被判定为肥胖。以女性的情况来说，在 20~30 岁年龄层，身材纤瘦的人很多，但 40 岁以后的年龄层，BMI 超过 25 以上的人则有增加的趋势。

BMI 数值是判断健康状态的重要指标，如果你的 BMI 超过 25，就算健康检查的结果显示"没有异常"也不可大意，因为身体内部很有可能已开始闷烧了。

表 1　肥胖程度分级

单位: kg/m^2

BMI	判定
BMI < 18.5	体重过轻
18.5 ≤ BMI < 24	健康体重
24 ≤ BMI < 28	体重过重
BMI ≥ 28	肥胖

资料来源:《健康中国行动（2019—2030 年）》

除了 BMI 之外，我们还可以进一步测量腹部围度（腰围）：

◎男性小于 85 cm。

◎女性小于 80 cm。

（此部分已调整为中国疾病预防控制中心公布的腰围标准。）

若尺寸超过以上数值，则可能是"内脏脂肪型肥胖"，理由会在后段详细说明，但大家要先明白一件事：**最容易产生体内闷烧的，并非皮下脂肪较多的人，而是内脏脂肪较多的肥胖类型。**

所谓内脏脂肪型肥胖，就是俗称的"苹果形体型"：挺着圆滚滚的大肚腩，腹部呈现外凸状态。正确来说，只要腹部经过CT扫描检查，内脏脂肪超过 100 cm^2 以上，就会被判定为内脏脂肪型肥胖。

大家是否有所警觉了呢？现在就勇敢地站上体重秤，掌握身体现状，这是你扑灭体内闷烧的第一步！

2

为什么有的人
会胖到"溢出来"？
因为脂肪细胞没有极限！

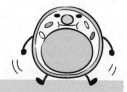

☑ 肥胖者体内的脂肪细胞，就像客满的电车，挤爆了！

大家都怕变胖，但肥胖究竟是怎么回事？

其实肥胖不光是体重增加，严格来说，**人体脂肪增加才是关键**。

那么问题来了，这些额外增加的脂肪，究竟藏在身体何处？

其实不论是糖类、蛋白质还是脂类，一旦摄取过多，就会被人体内的"脂肪细胞（Adipocyte）"吸收、储存成"中性脂肪（Neutral Fat）"。负责吸收和储存脂肪的，是呈圆球状的**白色脂肪细胞（White Adipocyte），内含名为"脂肪滴（Lipid Droplets）"的油滴，吸收脂肪后，脂肪滴就会逐渐膨胀**。

白色脂肪细胞一般呈直径 0.08 mm 左右的球状，里面的脂肪滴吸收脂肪后，细胞整体就会膨胀至极限程度：直径是正常的 1.3 倍左右；体积则是正常的 2.2 倍左右。

这种白色脂肪细胞遍布全身各处，根据统计，一般体型的人，体内大约有 250 亿~300 亿个白色脂肪细胞。其中，数量最多的是下腹部、臀部、大腿、上臂、背部和内脏周围等部位。也就是说，**白色脂肪细胞较多的部位＝容易肥胖的部位**。

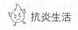

　　人体全身上下有多达 300 亿个白色脂肪细胞，如果它们全因为吸收多余脂肪而膨胀起来的话……我好像听到某些读者在哀号了。

　　此外，白色脂肪细胞在正常状态下呈现圆球，但当每个细胞都变大之后，就会像客满的电车那样拥挤，细胞和细胞之间会变得毫无缝隙，相邻的细胞会相互推挤，从原本的圆球变成多角形。

　　到了这个阶段如果还不采取行动，继续过着想吃就吃、不爱运动的"糜烂"生活，人体就无法单靠现有的白色脂肪细胞吸收脂肪，而是会**另外制造新的脂肪细胞继续储存。据说肥胖者体内的白色脂肪细胞，多达 800 亿个。**

　　因此，肥胖的人体内不光是每个脂肪细胞都已膨胀、扩大到极限，就连数量也会无上限地持续增加，不断挤爆体内。有些人之所以胖到很夸张，全身的肉都像"溢出来"一样，就是因为脂肪细胞没有极限的缘故。

正常者和肥胖者，体内白色脂肪细胞的差异

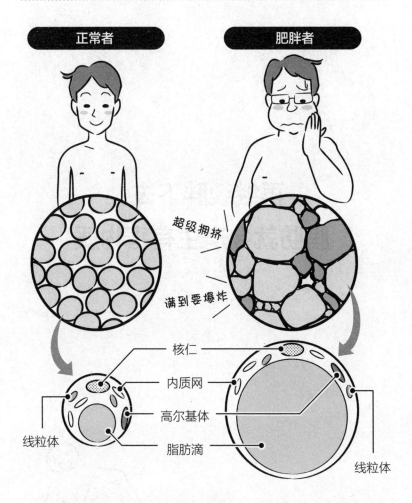

吸收多余脂肪的白色脂肪细胞会不断膨胀、逐渐变大。除此之外，
当脂肪细胞吸收到极限之后，就会自动制造新的细胞以"增援"，
呈现爆满电车的状态。

3

再继续胖下去，
脂肪就会产生有害物质

☑ 内脏脂肪实际上在"聊天"

脂肪细胞变大、数量增加后，其本身的作用也会跟着改变。脂肪细胞会和其他的免疫细胞等物质，共同组成"脂肪组织（Adipose Tissue）"，就像团体组合一样，以集体行动的方式进行各种不同的活动，例如：

◎ 人体需要能量时，可分解脂肪产生能量供给全身。

◎ 就像装箱用的泡棉那样，确保内脏待在正确的位置。

◎ 如同体内的隔热材料，维持体温不散失。

◎ 充当缓冲物质，缓解来自外部的冲击。

脂肪组织具有上述这些功能，大家应该不陌生。但最新的研究则发现，**脂肪组织会分泌出各种不同的物质（介质），并对身体下达各种指令**。换句话说，脂肪在全身器官上的活动相当活跃，而其中分泌介质最频繁的是内脏脂肪。

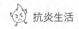 抗炎生活

☑ 能有效抑制炎症，近来备受瞩目的脂联素

由脂肪组织分泌出的物质，统称为"脂肪细胞因子（Adipocytokine）"，目前已知的数量就多达 50 种以上。脂肪细胞因子具有各种作用，同时，**"人体内哪种脂肪细胞因子分泌较多"也得视体型的胖瘦而定**。概括来说：

◎ 肥胖者的脂肪组织，引起炎症的脂肪细胞因子分泌较多。

◎ 体重正常者的脂肪组织，抑制炎症的脂肪细胞因子分泌较多。

引起炎症的脂肪细胞因子包括"TNF-α""白细胞介素 -6（Interleukin-6）"以及"抵抗素（Resistin）"等种类，这些分泌物**会随着肥胖程度而增加**；也有抑制炎症的脂肪细胞因子，其中最具代表性的，就是大阪大学的研究团队发现的"脂联素（Adiponectin）"。

然而，**当白色脂肪细胞储存了大量的中性脂肪后，脂联素的分泌就会减少**。

就像前文所说的，人体全身上下都有白色脂肪细胞。而在变

胖之后，这些多达 300 亿个的脂肪细胞，就会成为制造闷烧的根源，把"扩大闷烧"这样的讯息传送到全身，所以医学界才会将肥胖当作体内闷烧的最大主因。

☑ 体内被脂肪组织塞爆后，就会闷烧、缺氧

另外，肥胖者的脂肪组织会呈现低氧状态。这是因为每个脂肪细胞变大后，呈现拥挤状态的脂肪组织，会使得**血液的流动减少，导致局部性的氧气不足**。

到最后，**氧化压力就会增加，引起慢性炎症**。

简单举例来说，在塞得密不透风的客满的电车里，当氧气变得稀薄后，乘客们就会开始感到焦虑不安——肥胖引起的闷烧，就是像这样的现象。

读到这里，大家应该可以理解，**当你越是储存脂肪（即持续发胖），体内闷烧的程度就越严重**。

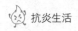

肥胖者的脂肪组织，将持续分泌有害物质

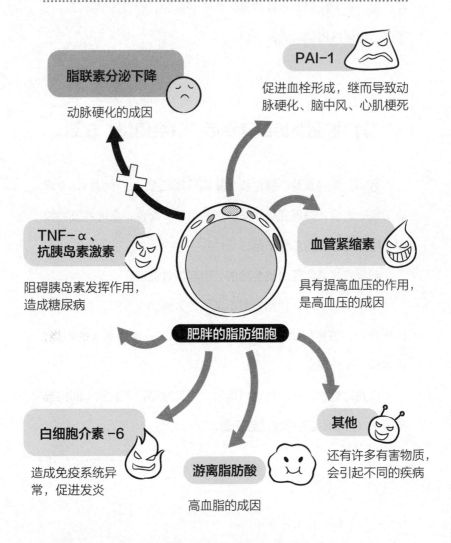

脂联素分泌下降

动脉硬化的成因

PAI-1

促进血栓形成，继而导致动脉硬化、脑中风、心肌梗死

TNF-α、抗胰岛素激素

阻碍胰岛素发挥作用，造成糖尿病

血管紧缩素

具有提高血压的作用，是高血压的成因

肥胖的脂肪细胞

白细胞介素 -6

造成免疫系统异常，促进发炎

游离脂肪酸

高血脂的成因

其他

还有许多有害物质，会引起不同的疾病

* PAI-1，为纤溶酶原激活物抑制剂 -1；TNF-α，肿瘤坏死因子。

4

肥胖带来的"三高"——
高血糖、高血压、高血脂

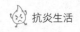

☑ 肥胖会抑制胰岛素发挥作用

前文提过，肥胖者的脂肪组织会分泌各种引起炎症的介质，影响胰岛素发挥正常功能。诚如大家所知，所谓胰岛素，指的是**可将血液里的葡萄糖带进全身细胞，同时让血糖值下降的激素**。

平常吃饱饭后，血液里的葡萄糖增加，胰腺就会制造胰岛素，把血糖带进全身细胞，于是，血糖值就会下降。

然而，肥胖者的脂肪组织却会阻碍胰岛素发挥降糖作用。

胰岛素效能变差的原因有好几种，其中最显著的就是由膨胀后的脂肪组织所分泌的 TNF-α、抵抗素等脂肪细胞因子，它们**会抑制葡萄糖进入细胞**。而当葡萄糖无法顺利进入细胞，血液中的葡萄糖浓度（血糖值）就会一直处于偏高的状态。

另外，前面介绍过的，可抑制炎症的脂联素，同时也**具有促进血液中的葡萄糖进入细胞的作用**。但人在变胖之后，脂联素的分泌就会减少。所以，**脂肪组织变大（变胖）之后，胰岛素的效能就会变差，使血糖值不容易下降**。

而在这之后，眼见胰岛素的效能变差，大脑就会发出"这下不妙了，必须分泌更多胰岛素，把血糖给降下来才行"的指令，于是，胰岛素的分泌便会过量，同时，TNF-α、抵抗素等脂肪细胞因子也分泌过量，抑制胰岛素作用。这种状态长期持续之后，就会演变成糖尿病。

☑ 肥胖与高血压

另外，胰岛素如果增加过多，自律神经中的交感神经就会受到刺激。如此一来，**血压就容易偏高，导致高血压。**

除了使交感神经变得敏感之外，肥胖还会在其他层面上导致高血压。

例如，因吸收脂肪而变大的脂肪细胞，会分泌出**血管紧张素原**。血管紧张素原也是脂肪细胞因子的一种，**具有收缩血管的作用。**当此激素的分泌增加之后，就会跟着制造出大量的血管紧张素，**使得血管收缩，造成血压上升。**

☑ 肥胖与高血脂

另一种与肥胖脱不了关系的疾病，就是**高血脂**。这是指坏的低密度脂蛋白胆固醇，或血液中的中性脂肪（甘油三酯）过度增加，以及体内好的高密度脂蛋白胆固醇减少的状态。

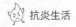

膨胀的脂肪组织，将阻碍胰岛素发挥作用

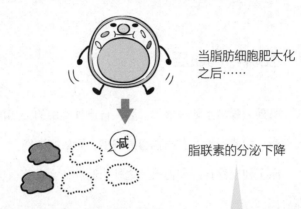

当脂肪细胞肥大化之后……

脂联素的分泌下降

所谓脂联素，指的是……

胰岛素

脂联素

胰岛素可控制血糖值

脂联素可协助胰岛素控制血糖值

但是当脂肪细胞过度膨胀、肥大之后，TNF-α、抗胰岛素激素就会增加，并妨碍胰岛素发挥作用，葡萄糖便无法被带进细胞里。

长久下来，血液中的血糖值持续偏高，形成糖尿病。

持续饮食过量，使得脂肪细胞储存过多的脂肪后，**膨胀的脂肪细胞就会释放出游离脂肪酸（Non-esterified Fatty Acid）到血液里**。如果游离脂肪酸被当成热量有效利用的话，当然没有问题，但若未能如此，这些游离脂肪酸就会**在肝脏被转换成中性脂肪或胆固醇等物质，再次回到血管里**。于是，血液里面的胆固醇（低密度脂蛋白胆固醇）或中性脂肪就会增加，导致高血脂。

血液里面如果有多余的脂类，就会呈现大家常说的"黏稠状态"，就像把炸过的油倒进排水管那样。除了容易引起动脉硬化之外，引发心肌梗死或脑中风等疾病的风险也会增高。

☑ 内脏脂肪型肥胖加上"三高"——心血管的死亡四重奏

当人变得肥胖（此处指的是**内脏脂肪增加**）之后，就很容易罹患**高血糖、高血压、高血脂（三高）**，上述四者就是心血管界中的死亡四重奏。前文已经讲解过了，其致病的主要原因，都和脂肪组织过度活跃、分泌过多有害物质有关。

体内多余的脂肪增加后，原本不容易罹患高血糖、高血压或高血脂的人，就会成为高危人群，而原本就容易罹患"三

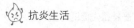

代谢综合征的判断标准

内脏脂肪蓄积的指标

| ①腹部肥胖（腰围） | 男性：85 cm 以上
女性：80 cm 以上 |

➕ 再加上

| ②高血压 | 收缩压（SBP）≥ 140 mmHg
或舒张压（DBP）≥ 90 mmHg |

| ③空腹血糖值（FG） | ≥ 110 mg/dL |

| ④高密度脂蛋白胆固醇
（HDL-C） | 男性 < 35 mg/dL
女性 < 39 mg/dL |

| ⑤甘油三酯（TG） | ≥ 150 mg/dL |

只要①～⑤中有 3 项符合……

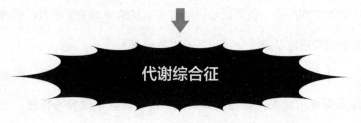

代谢综合征

高"体质的人，中招的机会也会跟着增加，这些都是已被证实的事实。**当你已经属于内脏脂肪型肥胖，若再加上高血糖、高血压、高血脂中的任两项，就会被诊断为代谢综合征（Metabolic Syndrome）。而在代谢综合征的终点等待着的，就是心脏病或脑中风这类严重疾病。**

而这一切的起点，就是储存中性脂肪的脂肪细胞超载、过度增加的缘故。另外，血糖值偏高、血液中的胆固醇增多、血压偏高等，都会让体内产生氧化压力，变成炎症的根源，这一点也请各位谨记在心。

〔根据中华医学会糖尿病学分会建议的诊断标准，下列 4 种危险因子中，若包含 3 项或以上者即为代谢综合征：①超重和（或）肥胖 BMI $\geqslant$ 25；②高血压：收缩压 / 舒张压 $\geqslant$ 140/90 mmHg，和（或）已确诊高血压并治疗者；③高血糖：空腹血糖（FPG）$\geqslant$ 6.1 mmol/L（110 mg/dL）和（或）2 hPG $\geqslant$ 7.8 mmol/L（140 mg/dL），和（或）已确诊糖尿病并治疗者；④血脂紊乱：空腹血甘油三酯 $\geqslant$ 1.7 mmol/L（150 mg/dL），和（或）空腹血 HDL-C $<$ 0.9 mmol/L（35 mg/dL）（男），$<$ 1.0 mmol/L（39 mg/dL）（女）。〕

5

当异位脂肪附着到心脏，
冠状动脉就危险了！

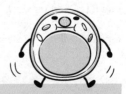

☑ 什么是第三种脂肪?

前文提过，日常生活中如果饮食过量，**多余的热量就会以中性脂肪的状态，储存在脂肪细胞里**，长久下来，脂肪细胞会逐渐变大，一旦负荷超过极限，脂肪细胞就会自动增加，以分担这些过多的脂肪。

就像这样，当聚集在**皮肤下方**的脂肪细胞膨胀、增多之后，**皮下脂肪**就会增加；聚集在**腹部周围**的脂肪细胞膨胀、增多之后，**内脏脂肪**就会变多。但这还没完，如果还有更多脂肪产生，就连皮下脂肪、内脏脂肪也无法完全收容的时候，这些**无处可去的脂肪就会进入"脂肪细胞以外"的部位**。

最后，就连**心脏、肝脏、胰腺、肌肉（骨骼肌）等原本不该有脂肪附着的部位，也会被脂肪盘踞**。换句话说，这些多余的脂肪会跑错地方，储存在心脏的心肌细胞、肝脏的肝细胞、胰脏的β细胞、骨骼肌（Skeletal Muscle）的肌细胞（Muscle Cell）等，这些原本不具备储存中性脂肪功能的各种体细胞里。

这就是在皮下脂肪、内脏脂肪之外的第三种脂肪，也就是所谓的**异位脂肪**（Ectopic Fat）。

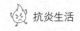

☑ 为什么我明明不喝酒，却还是得了肝炎？

脂肪附着在原本不应该有的地方，当然不是件好事。**异位脂肪一旦蓄积，该部位就会开始闷烧，导致慢性炎症。**

例如，肝脏如果有多余的脂肪附着，就会在该处引起炎症，肝脏的细胞会因此虚弱、坏死。因为免疫细胞之一的巨噬细胞会包围该处，并攻击原本健康的细胞，最后引发肝炎。

这种类型的肝炎称为**"非酒精性脂肪性肝炎"**。大家对肝炎的印象或许都是饮酒过量，但其实不喝酒的人，也会罹患肝炎。健康检查之后，听到医师说："你有脂肪肝，要少喝点酒喔！"你可能会很疑惑："我明明没有喝酒啊，怎么会这样呢？"或许就是储存在肝脏的脂肪搞的鬼，还是快快减肥比较实在。

另外，**当肝脏或肌肉有多余的脂肪附着时，胰岛素的效能就会变差。**肝脏或肌肉会在胰岛素的协助之下，把血液中的葡萄糖储存成能量。然而，异位脂肪一旦增加，胰岛素的作用就会下降，人体吸收糖类的功能就会停滞。

☑ 形成斑块，加速冠状动脉老化

除了肝脏之外，更恐怖的是附着在心脏周围的异位脂肪。这些脂肪会顺着细小血管，**把那些会引起炎症的介质，送进负责运送氧气和营养进入心脏的血管——冠状动脉，使冠状动脉闷烧、加速老化与脆化。**

而且，这种因炎症引起的损害，速度比冠状动脉本身的自然老化（动脉硬化）还要快。同时，**负责把营养送进心脏的冠状动脉，也有可能因此阻塞**。因此，异位脂肪的存在可说是相当危险。

总而言之，这些会到处跑来跑去的异位脂肪，盘踞在原本不应该存在的部位，对人体来说，**它们就是个陌生且诡异的家伙**，免疫系统会将之视为攻击对象，并在战斗的过程中引起炎症，慢慢地侵蚀身体。

什么是第三脂肪（异位脂肪）？

① 皮下脂肪

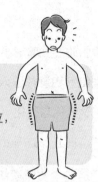

附着在皮下组织的脂肪

主要附着在下半身，如腹部、臀部等部位，造成"洋梨形肥胖"。

② 内脏脂肪

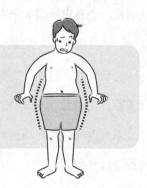

附着在内脏周围的脂肪

主要附着在大肠、小肠等内脏周围，会使得腰部变得肥厚，形成"苹果形肥胖"。

③ 异位脂肪

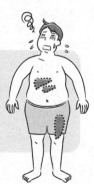

皮下脂肪、内脏脂肪以外的第三脂肪

多余的脂肪无法进入皮下或内脏的脂肪组织，附着到了原本不应该蓄积的部位，例如肝脏、心脏、骨骼肌等处。

6

减肥是最有效的
抗炎"药"

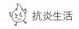

☑ 肥胖激素会储存脂肪

前面已介绍过，过度增加的脂肪会以各种形式在全身闷烧。在本章的最后，就来谈谈**"一旦脂肪开始储存，人就会更容易变胖"**的原因。

理由之一就是胰岛素。当人变得肥胖之后，胰岛素的效能会变差，胰岛素的分泌增加会引起各种问题，这些前面都已经说明过了。大家都知道，胰岛素是降低血糖值的激素，不过，它还有另一个名称，那就是**肥胖激素**。

"降低血糖值"的确是好事，但相对地，胰岛素也会促进多余的葡萄糖转变成中性脂肪，然后储存在脂肪细胞里。有趣的是，**胰岛素之所以会过度分泌，就是因为脂肪不断储存的关系**，两者可以说是相辅相成。

☑ 冲击的真相：胖子不容易吃饱，这是真的！

一旦脂肪储存之后，人更容易变胖的原因之一，与**"瘦体素（Leptin，由白色脂肪细胞分泌出的脂肪细胞因子之一）"**密切相关。顺便一提，瘦体素的名称源自希腊语"Leptos"，代表"纤细、纤瘦"的意思。

瘦体素是与食欲相关的激素，具有抑制食欲的作用。同时，瘦体素还会对肝脏和肌肉发出"开始消耗热量"的指令。因此，**瘦体素的分泌一旦增多，人的食量就会减少**，有助于脂肪燃烧。

令人困扰的是，**人在变胖之后，尽管瘦体素会大量分泌，但不知为何，身体对瘦体素的反应却会变差。**因此，越胖的人，越不容易得到饱腹感，就此陷入饮食过量的窘境。

☑ 你比年轻时还要胖吗？要开始注意了！

总而言之，越胖的人越容易发炎；想抗炎，就得先减掉不需要的脂肪，尤其是会**在体内引起闷烧的内脏脂肪和异位脂肪**。

内脏脂肪多寡的标准就是腰围（参考第 86 页）。而**在异位脂肪方面，如果现在的你比年轻时还要胖的话，就更得注意了。**

年轻时纤瘦的人，和天生丰腴的人相比，体内脂肪细胞的数量较少，储存脂肪的空间也较少，所以就算看起来不是胖得很夸张，**瘦子体内储存脂肪的空间仍不够多，因此很快就会被塞满**——这些无处可去的脂肪，就很容易附着在不应该出现的部位。

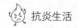

瘦体素对减肥来说既可以敌人，也可以是盟友！

 正常者
瘦体素

 肥胖者
瘦体素

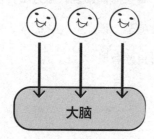

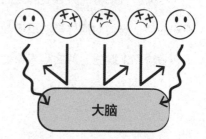

一般情况下，瘦体素会
向大脑传递饱足感。

肥胖者不容易接收"吃饱"
的指令，很难产生饱足感。

"我吃饱了，不能再吃了！"

"还不够，再多来一点！"

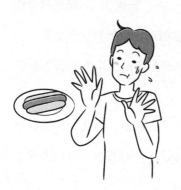

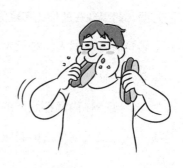

　　另外，也有报告指出，**异位脂肪未必和内脏脂肪的量相关**。也就是说，就算腹部周围的脂肪不多，肝脏或肌肉仍可能会有第三种脂肪附着。大家绝对不能因为"反正我不是代谢综合征体型"而放松警惕。

　　所幸，尽管内脏脂肪和异位脂肪会使身体闷烧，却也很容易清除。单就这个特性来说，这两种脂肪绝对称不上难缠。

　　导致内脏和异位脂肪增加的首要原因，就是饮食过量。**过量摄取碳水化合物或甜食**，容易储存中性脂肪、促使血糖值急遽攀升，造成胰岛素过量分泌，绝对要避免这种情况。另外，**运动不足或肌肉量减少将使基础代谢率下降**，热量消耗也会跟着减少，与此同时，脂肪的储存量就会相对增加。

　　肥胖是让身体闷烧的最主要原因，调整饮食习惯和规律运动，是消除肥胖不可或缺的条件。我将从第四、五章提供解决对策，请大家从今天开始，从储存脂肪的生活中挣脱出来吧！

第四章

对策❶

抑制发炎的
健康饮食法

—— 医生教你这样吃，选对介质，
体内不再闷烧

1

体内的慢性炎症，
会随着年龄增长而恶化

前面已经说明过，肥胖会使身体产生慢性闷烧。读到这里，天生苗条的人或许会觉得安心，认为："像我这么瘦的人，应该没问题吧？"

不过，很遗憾，慢性炎症并不是对每个人都免疫。因为还有"老化"这个谁都无法避免的慢性炎症。

尽管如此，还是有些到了八九十岁的高龄者，体内慢性炎症程度仍然很低。也就是说，撇开老化这个谁都无法逃过的问题不谈，只要**懂得避开肥胖等外在因素所引起的闷烧，或是在炎症初期就及时抑制、阻止恶化**的话，不就可以让身体比实际年龄更年轻了吗？

因此，我将从本章起，介绍适用于所有人，可有效抑制闷烧的方法。

2

EPA、DHA 可抑制
慢性炎症

就可抑制人体出现炎症的各种营养素而言，目前最受关注的是全世界正积极研究的 EPA（Eicosapentaenoic Acid，二十碳五烯酸）和 DHA（Docosahexaenoic Acid，二十二碳六烯酸）。EPA、DHA 都是营养补充品，多藏于鱼油当中，具有多种有益身体的成分。尤其 EPA 多被视为有益血管的营养素；DHA 则被视为有益脑部的营养素。

这些营养素现在则因可抑制炎症再次受到瞩目。若要进一步说明的话，就必须先提到它们与 AA（花生四烯酸）之间的关系。

AA、EPA、DHA 都是**脂肪酸**的一种。

EPA 和 DHA 多存在于深海鱼的鱼油中。相较之下，AA 则多存在于肉类、蛋或植物等陆地食材中所萃取的油里。

所谓脂肪酸，是油脂的构成物质。大家对脂肪都有着肥胖、对健康不好的负面印象。其实，脂肪酸是人体必需的营养素之一，**它是可构成细胞膜的成分、可制造激素，还有其他重要功能。**

AA、EPA、DHA 都是身体所需的必要脂肪酸。然而，AA 和 **EPA、DHA 就像是把细胞表面当成标的物，玩起"大风吹"抢椅子的争夺游戏。**细胞膜的主要成分是磷脂（Phospholipid），EPA、DHA、AA 都会被当成磷脂带进细胞膜。这个时候，**如果人体摄取大量 EPA、DHA，带入细胞膜的 AA 就会被排挤出来。**

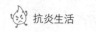

AA 的"座位"如果减少了，会怎么样呢？这会影响到该细胞的性质：

> ◎ EPA 或 DHA 较多的细胞，性情较为温和，不容易引起炎症。
>
> ◎ AA 较多的细胞，性情会变得粗暴，容易引起炎症。

也就是说，AA 较多的细胞，在受到某些刺激后，会从细胞膜开始向外释放出 AA，在各种酶素影响下，**逐渐转变成引起炎症的介质**。

这种以 AA 为出发点，使引起炎症的介质转变成犹如瀑布般在体内流窜的状态，就称为**"花生四烯酸级联（Arachidonic Acid Cascade）"**。

如果 EPA 或 DHA 在细胞膜的"大风吹"游戏中居于优势，AA 制造出的炎症介质量就会减少。也就是说，**大量摄取 EPA 和 DHA，就可以抑制炎症**。

AA 和 EPA 的椅子争夺战（"大风吹"）

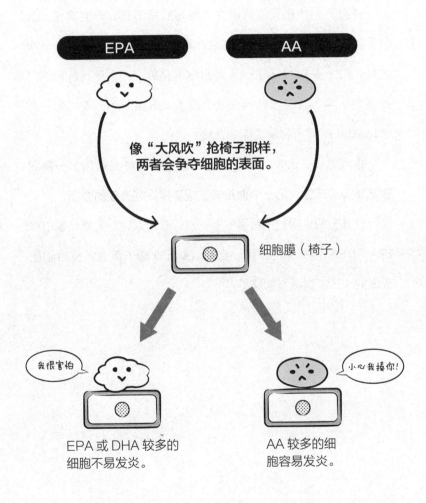

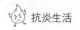

☑ EPA、DHA 的两种抗炎作用

还有另一件在最近的研究中得知的好消息。研究发现，当细胞膜内部发生"大风吹"之后，除了可阻碍 AA 制造炎症介质之外，EPA 或 DHA 在把 AA 赶出细胞膜后，还会受到各种不同酶素的影响，进一步转换成"消退素（Resolvin）"或"保护素（Protectin）"等可抑制炎症的介质。

也就是说，EPA、DHA 具备两种层面的抗炎作用。**一是间接妨碍炎症产生；另一个便是转变成直接抑制炎症的介质。**

这部分的说明似乎稍微专业一点，总而言之，大家只要记得 EPA、DHA 具有抗炎作用；会和 AA 玩抢椅子游戏，抢占细胞表面的位子，这两点就够了。

3

理想比例是
"EPA：AA = 1：1"

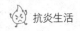

20 世纪 70 年代，有个研究结果引起医学界的好奇：居住在格陵兰一带的因纽特人（Inuit）较少罹患心血管疾病。这件事促使 EPA 和 DHA 的作用受到关注。

因纽特人几乎不吃蔬菜和鱼，大多是以海豹肉为生。由于当地属于不适合农耕的极寒之地，因此人们很少摄取蔬菜、水果或谷物。不过，丹麦研究者的报告却指出，相较于饮食习惯与西欧人相近的丹麦人，因纽特人的胆固醇、中性脂肪的数值较低，同时，也较少因动脉硬化而罹患疾病。

专家们进一步调查原因后发现，因纽特人**血液中的 EPA 浓度较高，饮食中所含的 EPA 和 DHA 也相当多**。顺便一提，因纽特人主要食用的海豹都是以鱼类为主食，因此，这些海豹肉和鱼油一样，含有大量的 EPA、DHA。

在这项研究的契机下，各地也跟着开始进行 EPA 与 DHA 的调查研究。日本也有相同的报告，将千叶县的山区和房总半岛的沿海地区比较后发现，**经常吃鱼的沿海地区，居民血液中的 EPA 浓度较高，因动脉硬化引起疾病的比例也较低**。

话虽如此，尽管 EPA 和 DHA 对身体有好处，与其相抗衡的 AA 也非万恶不赦的大反派。**AA 也是人体必须摄取的油类**，但在现代生活中，我们总是在不知不觉间摄取过量的 AA，才会导致两者失去平衡。

最理想的比例，就如同本节标题所写的，"EPA：AA = 1：1"。AA 如果偏多，就会加速动脉硬化，提高罹患血管疾病的风险。

4

色拉油会促进炎症，
亚麻籽油则能抑制炎症

前面提到"EPA：AA ＝ 1：1"，或许大家看了之后会想："DHA 跑哪去了？怎么都没讲到呢？"

这是因为 EPA 受到医学界关注的时间较早，比 DHA 更早一步进行研究。总而言之，想抗炎，关键是 EPA、DHA 和 AA 的平衡。此外，若真要仔细比较，**EPA 其实比 DHA 更具抗炎作用**。

然而，就算明明知道"EPA 和 AA 的比例应该维持在 1：1""EPA、DHA 和 AA 必须保持平衡"这些健康原则，应该还是有人听不太懂，因而无所适从，不知该如何调整饮食。

为此，我得重新说明一下，EPA、DHA 和 AA 是什么样的脂肪酸。首先，大家必须先大概了解脂肪酸的种类。

脂肪酸可分成两种：

◎ 在常温下会凝固的油脂，称为"饱和脂肪酸"。

◎ 在常温下不会凝固的液体油脂，称为"不饱和脂肪酸"。

正确来说，两者在化学结构上的差异，在于有没有碳双键，但这个部分有点复杂，牵涉化学上的专业。各位只要记得**"常温时为固状"**，以及**"常温时为液状"**这两个区分方式就够了。例如，牛油、猪油、奶油、人造奶油、椰子油等常温时为固体的油脂，所含的就是饱和脂肪酸。

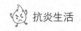

☑ 3 种不饱和脂肪酸

不饱和脂肪酸又可因化学结构的差异，进一步分成三种：

◎ ω-3 脂肪酸。

◎ ω-6 脂肪酸。

◎ ω-9 脂肪酸。

ω-3 脂肪酸的代表是 EPA、DHA 和 α-亚麻酸（α-Linolenic Acid）。多含于鱼油、紫苏油、亚麻籽油、奇亚籽油、核桃等中。

ω-6 脂肪酸的代表是亚油酸。多含于红花籽油、玉米油、大豆油、葵花籽油等经常当成煎炸油或色拉油的食用油。

ω-9 脂肪酸的代表是油酸（Oleic Acid）。多含于橄榄油或部分品种改良的红花籽油、葵花籽油等食用油中。

突然又出现一堆陌生的字眼了，大家是不是眼花了呢？总而言之，ω-3 脂肪酸之一的 α-亚麻酸，约有 5% 左右会在体内转换成 EPA 或 DHA；ω-6 脂肪酸之一的亚油酸，则会在体内被转换成 AA。

结论就是：

脂肪酸的分类

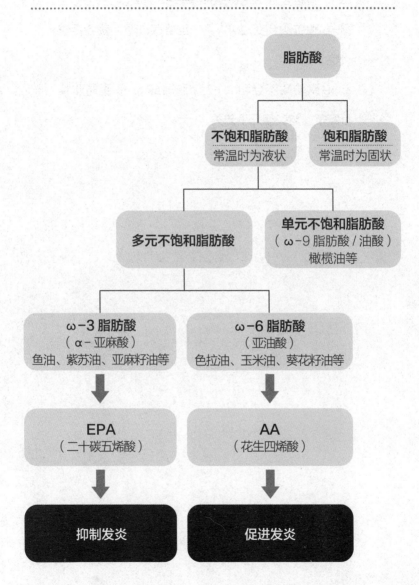

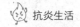

◎ ω−3 脂肪酸可变成 EPA 或 DHA，抑制炎症。

◎ ω−6 脂肪酸会变成 AA，一旦摄取过量，就会促进炎症。

◎ ω−9 脂肪酸不会和 ω−3 脂肪酸或 ω−6 脂肪酸相互竞争，与炎症几乎无关。

5

现代人的 EPA、DHA
都摄入不足

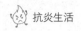

EPA、DHA 和 AA 之间的平衡很重要，换句话说，就是要设法**维持 ω-3 脂肪酸和 ω-6 脂肪酸的平衡**。更重要的是，ω-3 脂肪酸和 ω-6 脂肪酸没办法在体内合成，所以全部得通过饮食摄取。

因此，**体内的 ω-3 脂肪酸和 ω-6 脂肪酸的平衡，取决于日常生活的饮食**。如果平常吃东西时没有多加注意，体内抑制炎症的油和促进炎症的油两者间的平衡就会改变。

请各位再次比较看看第 129 页的 ω-3 脂肪酸和 ω-6 脂肪酸的食用油。然后，请试着回想平日的饮食习惯。大家觉得如何呢？

有没有发现，**含 ω-3 脂肪酸的食用油几乎都是些不太熟悉的油类**？

经常吃鱼的人倒还好，但**亚麻籽油、紫苏油这些植物油，如果没有刻意留意，平常几乎不太有机会食用。**

相反，富含能在体内变成 AA 的 ω-6 的脂肪酸，全是大家熟悉的油类。因为价格便宜、容易获取，所以在外就餐、油炸或热炒几乎都采用含 ω-6 脂肪酸的植物油，点心或面包等食品也经常使用。各位在选购时，**原料名称中若标注"植物油脂"或"植物油"的品项，说明几乎都是含 ω-6 脂肪酸的食用油。**

你的 ω-3 脂肪酸摄取得够多吗？

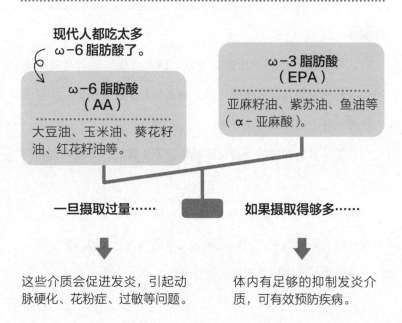

现代人都吃太多 ω-6 脂肪酸了。

**ω-6 脂肪酸
（AA）**

大豆油、玉米油、葵花籽油、红花籽油等。

**ω-3 脂肪酸
（EPA）**

亚麻籽油、紫苏油、鱼油等
（α - 亚麻酸）。

一旦摄取过量……

如果摄取得够多……

这些介质会促进发炎，引起动脉硬化、花粉症、过敏等问题。

体内有足够的抑制发炎介质，可有效预防疾病。

☑ 那我多吃点鱼总可以了吧？

　　其实，从日本的国民平均脂类摄取量来看，近年来，日本人的鱼脂类摄取量并没有减少。如同第 135 页的图表显示，近年来人们对鱼脂类的摄取量虽然和过去相差不大，但肉脂类的摄取量和含 ω-6 脂肪酸的植物油的摄取量却大幅增加。因此，ω-3 脂肪酸和 ω-6 脂肪酸才会失衡。

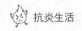

所以，**就算你常吃鱼，也未必能安心**。尽管摄入了够多的 ω-3 脂肪酸，但或许你吃下去的饱和脂肪酸或 ω-6 脂肪酸也一样很多。

这样一来，相对于总脂肪而言，EPA 消耗比例就会逐渐下降。与此相对的是，罹患脑中风或缺血性心脏病（例如心绞痛或心肌梗死等）的比例则会增加。

可见，其他如过敏等与炎症相关的严重疾病，大概也是相同的情况。

虽然 ω-3 脂肪酸（EPA、DHA）和 ω-6 脂肪酸（AA）失衡并非使人患病的主因，但就像第二章提到过的，慢性炎症正是所有现代常见疾病持续增加的主要原因之一。

现代人的饱和脂肪酸和 ω-6 脂肪酸
摄取量日益增加

●日本国民脂类摄取量的年度变化

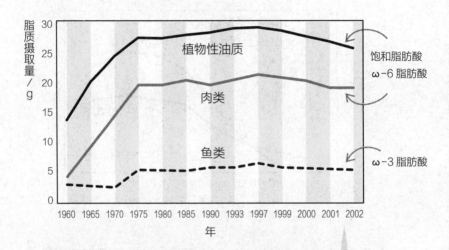

现代人的饮食中，饱和脂肪酸和 ω-6 脂肪酸的摄取量日益增加，ω-3 脂肪酸则维持在一定数值。相形之下，饱和脂肪酸和 ω-6 脂肪酸的摄取量远高出 ω-3 脂肪酸许多。

资料来源:《国民营养的现状》(第一次出版 /1995 年版、2001 年版),《国民营养的状况》(厚生劳动省)

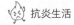

EPA 消耗量与动脉硬化性疾病
死亡率的关系

● EPA 消耗量与动脉硬化性疾病的死亡率

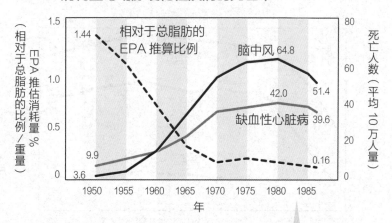

自 20 世纪 50 年代以来，日本国民的 EPA 推算消耗量降低，与此同时，因脑中风及缺血性心脏病等恶性疾病死亡的人口则有攀升趋势。

资料来源：《在我国营养中，EPA 和 EPA 乙基酯对血清脂质的效果》秦葭哉他 /《第三届心脏血管药物疗法国际会议 Satellite Symposium 演讲记录集》（Medical Tribune）

6

匠心饮食，抑制炎症

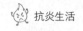

综上所述：

> ◎ 现代人摄取过量的 ω-6 脂肪酸（AA）＝促进炎症
> 的油。
> ◎ ω-3 脂肪酸（EPA、DHA）＝抑制炎症的油，需要
> 有意识摄取。

接下来我将提供具体的饮食建议，只要在日常生活中注意摄取油类，即可有效抑制慢性炎症。大致有 3 个方法。

【方法 1】多吃富含 EPA 和 DHA 的鱼类。

虽然一般的肉类容易引起炎症，但同时也是人体不可或缺的重要蛋白质。建议大家交错地摄取，例如，中餐吃肉，晚餐就吃鱼，因为它们像这样肉类和鱼肉轮流交替着吃就可以了。

【方法 2】多摄取含有 α-亚麻酸成分的亚麻籽油和紫苏油，因为它们可在体内转换成 EPA 和 DHA。

【方法 3】如果你真的很不喜欢吃鱼，却又希望多补充相关营养素时，就改吃含有 EPA 和 DHA 的营养补充剂吧！

坦白地说，比起市面上贩售的营养补充剂，我更建议食用医生处方签的**高纯度"EPA 制剂（EPADEL）"和"EPA/DHA 制剂（LOTRIGA）"**。上述两者都是治疗高血脂的药物，含有从鱼油中萃取出的 EPA 或 DHA，纯度高达九成以上，不必担心二噁英等有毒物质。

许多高血脂患者在服用 EPA/DHA 制剂，并减少摄取富含 ω-6 脂肪酸的色拉油后，不但胆固醇数值下降，甚至治愈了花粉症，肌肤也变漂亮了。

话虽如此，但 EPA 制剂、EPA/DHA 制剂只能给患有高血脂的人服用。如果没有这类疾病的人，就尽量从市售营养补充剂中，找出纯度最高者来食用吧。

顺便一提，我每天都会服用由乳酸饮料大厂推出的营养产品"温和护理 + EPA/DHA"，其外形是食用胶囊，含有可强化血管内皮细胞、降低血压的 LTP 成分，并添加了 EPA、DHA 等营养素，推荐给担心血压或血管疾病的人。

尽管营养补充剂食用方便，但我还是建议大家，尽量通过日常饮食摄取 EPA 或 DHA，**从原本的食物当中吃到的营养素一定是最完整的**。

以下我们就通过 Q&A 的方式，来介绍摄取 EPA、DHA 的秘诀。

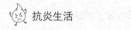

◎从鱼肉中摄取 EPA、DHA（挑鱼篇）

 下列选项中，哪种鱼肉的 DHA 含量最多？

（1）鲭鱼

（2）鳗鱼

（3）养殖鲔鱼的瘦肉

A — **养殖鲔鱼的瘦肉，其 DHA 含量并不比野生品种少。**

说到富含 EPA、DHA 的鱼类，大家应该会想到竹荚鱼、鲭鱼、秋刀鱼、沙丁鱼、鲔鱼等。另外，被视为高级食材的鳗鱼，也含有丰富的 EPA 及 DHA。

但在问题的三个选项中，最值得关注的是"养殖鲔鱼的瘦肉"。其实鲔鱼的瘦肉（大肉）和肥肉（包含中腹肉及大腹肉）的 EPA、DHA 含量完全不同，若真要比较，**鲔鱼的肥肉 EPA、DHA 含量较高（表 2）。**

表2 不同种类鱼的 EPA、DHA 含量

●生食的场合（可食用部位每 100 g 的含量）

单位: mg

	EPA	DHA
黑鲔鱼（腹肉，野生种）	1400	3200
白带鱼	970	1400
鰤的幼鱼	940	700
秋刀鱼	850	1600
斑点莎瑙鱼	780	870
银鲑（鲑鱼，养殖）	740	1200
白腹鲭	690	970
真鲷（养殖）	520	780
鰤鱼（养殖）	450	910
鲣鱼（秋季捕获）	400	970
日本竹荚鱼	300	570

资料来源：文部科学省"脂肪酸成分表"

两者之间有什么差别？以同一条黑鲔鱼平均每 100 g 的可食用部位来说，其 EPA、DHA 的含量分别是：

瘦肉——EPA 27 mg、DHA 120 mg。

肥肉——EPA 1400 mg、DHA 3200 mg。

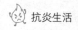

怎么样？是不是差很多呢？所以，如果要吃鲔鱼的话，建议"肥肉比瘦肉更好"，不过，这是**指野生品种的鲔鱼**。日本国产的养殖鲔鱼为了让油脂更为丰富，都会以富含 EPA 和 DHA 的鲭鱼喂养，所以吃了这些鲭鱼的鲔鱼，体内的 EPA、DHA 自然也会更多。因此，**养殖鲔鱼的瘦肉部位，EPA、DHA 的含量几乎和中腹肉、大腹肉没什么差异，甚至比其他鱼种都多**。

因此，本题的答案是（3）**养殖鲔鱼的瘦肉**。

过去大家都认为野生鲔鱼才是上乘之选，但如果基于经济问题而想选择养殖品种的话，其实营养成分也是很高的，请安心选购吧！

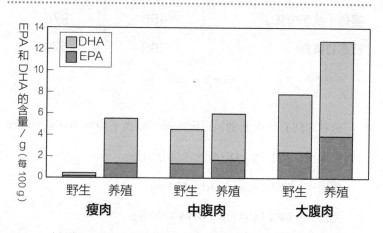

资料来源：日本水产株式会社"生活机能科学研究所"的调查资料。

◎天天吃鱼，摄取 EPA、DHA（烹饪篇）

Q 假设你今晚准备吃鱼料理，哪种烹饪方式可以摄取更多 EPA、DHA？

（1）用平底锅煎

（2）用烤网烤

A 用烤网烤鱼，会使优质的鱼油流失；以煎、煮或是包铝箔纸烘烤的方式最佳。

珍贵的鱼油很容易氧化，一旦加热就会溶出。因此，如果想尽可能摄取鱼类富含的 EPA、DHA，最重要的就是**挑选新鲜的鱼**。其次是，**如何烹饪，才不会让油脂流失?** 用烤网烘烤，鱼肉中多余的水分会滴落、蒸散。虽然口感更香脆，但与此同时，珍贵的鱼油也会跟着流失。如果使用平底锅烹饪，就能完整地保留鱼油，溶出的油也可以制作成酱汁。所以，正确答案是（1）用平底锅煎。

更好的方法是以铝箔纸包裹再烤，可以连同鱼油一同包覆，

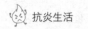
避免流失。大家可以先在鱼肉上**淋上特级初榨橄榄油**，不但能够增添风味，同时也能抑制 EPA 和 DHA 氧化。

鱼料理的 EPA、DHA 含量会依烹调方式改变

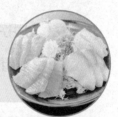

把鱼肉做成生鱼片最优，大大推荐！

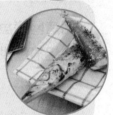

以烘烤方式烹饪鱼肉，会有 20% 的 EPA、DHA 流失。
把鱼肉用铝箔纸包覆后再烤，可有效防止鱼油流失，相当推荐！

炖鱼、煮汤等烹调方式可让 EPA、DHA 进入汤汁，在喝汤的同时摄取营养素。

用热油炸鱼，大约会流失 50% 的 EPA、DHA，较不推荐。

除此之外，我也建议采取蒸煮料理或煮汤，在喝下汤汁的同时就摄取了营养素。如果是炖煮料理的话，建议汤汁要煮淡一些，减少盐分、糖分。如此一来，就可以完整地摄取进入汤汁的EPA、DHA。

我最为推荐的鱼肉烹饪方法是**不加热的生食**。和生食状态的食用方式相比，烹煮或煎煮等方式，会使 EPA、DHA 流失约二成，只剩八成左右。**如果你把鱼肉拿去炸，里头的优质鱼油几乎有一半都会变质，成为毫无健康价值的料理，因此我较不建议这么做。**

单吃生鱼片或许有些乏味，大家可以试试生牛肉片，经腌制，或是当成沙拉的配料，再拌上芝麻酱或味噌蘸酱，只要稍微来点变化，菜色就会更丰富多元。

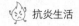

◎天天吃鱼，摄取 EPA、DHA（罐头篇）

 今天想简单吃鲔鱼罐头摄取 EPA、DHA，购买时应该选哪一种？

....

（1）无添加食盐

（2）无油（水煮）

（3）含有块状鱼肉

A **鲔鱼罐头要选择无添加多余油脂的种类。**

读到这里，大家都知道平时要多吃鱼料理了，但每天都要上市场买鱼、清洗后再烹煮或许挺费工夫的。想吃简单又便宜的鱼料理时，鲔鱼罐头是个不错的选择。

鲔鱼罐头的原料大多是鲔鱼或鲣鱼，含有丰富的 EPA、DHA。每次走到超市的罐头区，总是可以看到各式各样的鲔鱼罐头。对**在意血压问题的人**来说，**无添加食盐的种类**是选择的关键；但对于**想摄取优质油脂的读者**来说，要注意的仍是**烹饪方法**。鲔鱼罐头的烹饪方式，主要有**油浸、油水煮、水煮**三种。想

146

摄取优质油脂的时候，请务必选择水煮类型。所以正确答案是
（2）无油（水煮）。

因为油浸或油水煮类型所使用的油，大多是大豆油、葵花
籽油等含亚麻油酸较多的 ω-6 脂肪酸。不光是鲔鱼罐头，鲭鱼、
秋刀鱼等其他鱼类罐头，同样也推荐简单的水煮类型（表3）。

如果水煮类型的鲔鱼罐头太过清淡，口感稍嫌不足的话，最
近因为健康意识的提升，**市面上也有使用含 ω-3 或 ω-9 脂肪
酸食用油的油浸罐头**。所以购买前先确认一下原料，挑选使用亚
麻籽油、紫苏油或橄榄油的商品即可。

至于罐头内容物是以肉块还是碎片方式呈现，并没有太大影
响。各位可依照个人喜好选购。

表3　不同种类鱼的 EPA、DHA 含量

●烹煮食用的场合（可食用部位每 100 g 的含量）
单位: mg

	EPA	DHA
沙丁鱼（罐装，水煮）	1200	1200
鲭鱼（罐装，水煮）	930	1300
鳗鱼（蒲烧）	750	1300
秋刀鱼（烤）	560	1200
竹荚鱼（剖开晒干，烤）	560	1300
鰤鱼（烤）	1000	1900

资料来源：文部科学省"脂肪酸成分表"

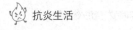

◎多吃含 ω-3 脂肪酸的油脂摄取 EPA、DHA(挑选篇)

 下列哪种油的 ω-3 脂肪酸较多?

（1）绿色坚果油

（2）椰子油

（3）葡萄籽油

A **ω-3 脂肪酸的代表性食用油是亚麻籽油、紫苏油和绿色坚果油。**

我在问题中列出了三种健康的食用油，其中最常见的应该是**椰子油**。市场评价多为"有益美容和健康"，在这样的好评之下，最近在一般超市也买得到了。

椰子油有益于脑部健康，这正是它开始受到关注的契机。尤其是可以**改善阿尔茨海默病**，其效果已获得认同。

"椰子油对脑部有益？是因为 DHA 的关系吗？"或许有人想这样问，但其实椰子油的成分中，有将近九成都是**名为"中链脂肪酸（Medium-Chain Fatty Acid）"的饱和脂肪酸**，而非

ω-3 脂肪酸。

那么，椰子油为什么对痴呆患者的脑部有效呢？以下我们简单说明一下。痴呆患者的脑部之所以出现异常，是因为无法正常使用葡萄糖、缺乏养分的关系，而**中链脂肪酸会在体内转变成"酮体（Ketone Bodies）"以取代葡萄糖，成为脑部的能量来源**。

由此看来，椰子油对痴呆的效果是值得期待的，但对健康无虞的人来说，摄取过多饱和脂肪酸，就会导致肥胖，不可不慎。

接着谈谈葡萄籽油，顾名思义，这是从葡萄种子萃取出的油。说到葡萄，最为人所知的就是"多酚（Polyphenol）"成分，葡萄籽油的多酚同样丰富，更因为**具有抗氧化、抗老化的作用**而受到瞩目。然而，若以脂肪酸的比例来看，葡萄籽油有将近七成是亚油酸（属 ω-6 脂肪酸），也就是说，**尽管葡萄籽油能抗氧化，但同时也会促进发炎**。

读到这里，大家就知道本题的答案是（1）**绿色坚果油**，ω-3脂肪酸含量较多。绿色坚果油又称"印加果油（Inca Inchi Oil）"、"美藤果油（Sacha Inchi Oil）"，其原料是生长于南美热带雨林，名为印加果（美藤果）的植物种子。和亚麻籽油、紫苏油相同，**绿色坚果油的 α - 亚麻酸（属 ω-3 脂肪酸）含量超过 50%**。

然而，绿色坚果油的香气独特，不爱吃坚果的人可能无法接受。建议大家可以先购买小瓶装尝试看看。

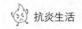 抗炎生活

◎多吃含 ω-3 脂肪酸的油脂摄取 EPA、DHA(使用篇)

 摄取 ω-3 脂肪酸食用油的最佳方法是什么?

（1）用来淋在蔬菜上吃，取代沙拉酱

（2）加进味噌汤或其他汤品里

（3）当成烹调油使用

A 含 ω-3 脂肪酸的食用油不耐高温，不适合拿来当烹调油。建议在果汁里或料理的最后步骤加上 1 小茶匙即可。

亚麻籽油、紫苏油、绿色坚果油，这些含有 ω-3 脂肪酸的食用油，会在体内转化为 α-亚麻酸，用以取代 EPA、DHA。因此，不方便吃鱼时，可以改吃这些油类。每日食用标准是 1~2 小茶匙左右，只要一点点就够了。

然而，含 ω-3 脂肪酸的食用油有两项缺点：

◎ 容易氧化。

◎ 加热后，α-亚麻酸容易遭到破坏。

150

因此，其保存的方式与摄取方法都必须多加留意。首先，在防止氧化这方面，不可将含 ω-3 脂肪酸的食用油放置在温度较高或阳光直射的场所，建议放进冰箱保存。

其次，**开封后应尽快食用完毕**。ω-3 脂肪酸的食用油一旦氧化，味道、营养价值都会改变，因此，**请以一个月为目标，尽早食用完毕**。

最后，在不耐高温这部分，由于 α- 亚麻酸受热后容易流失，因此**含 ω-3 脂肪酸的食用油不适合加热烹饪**。

我个人比较**建议大家以低温或是生食的方式摄取 ω-3 油脂**。例如，和盐、胡椒、酱油或柚子醋混合后，用来取代沙拉酱，当作纳豆或冷豆腐的淋酱，或是混进酸奶食用。由于含 ω-3 脂肪酸的油脂的味道通常比较淡，所以和各种不同的料理搭配都很适合。

虽然含 ω-3 脂肪酸的食用油不耐高温，不过，如果**先把温热的汤汁盛到小碗里面，然后再把 1 小茶匙的油加进去，就不会有问题了**。所以，本题的答案是（1）**用来淋在蔬菜上吃，取代沙拉酱**，和（2）**加进味噌汤或其他汤品里**。

话虽如此，和亚麻籽油、紫苏油相比，**绿色坚果油比较不容易氧化**，所以如果是 5~10 分钟左右的短时间烹饪，仍可以用于加热烹饪。

池谷医师的每日胡萝卜汁

[材料]

● 胡萝卜一根半

● 苹果半个

● 柠檬半个

● 亚麻籽油（或特级初榨橄榄油）小茶匙 1 勺或半勺

[制作方法]

将食材用低速榨汁机搅拌后，再加入亚麻籽油即可。

此外，我每天都会自己榨果汁，并加上 1 小茶匙亚麻籽油。把胡萝卜、苹果和柠檬放进果汁机搅拌，倒进杯子里，再加入亚麻籽油即可，这是我每天早上必喝的保养圣品。

大家若觉得每天吃鱼很麻烦的话，可在料理中加上 1 小茶匙含 ω-3 脂肪酸的食用油。请务必尝试看看。另外，各位也可以依个人喜好，改为添加含 ω-9 脂肪酸的特级初榨橄榄油，味道也相当不错。

◎多吃含 ω-3 脂肪酸的油脂摄取 EPA、DHA(烹调油篇)

 炒菜、煎煮料理时，适合使用哪一种油?

．．．

（1）亚麻籽油

（2）橄榄油

（3）芝麻油

A 含 ω-9 脂肪酸的橄榄油最适合用来烹煮料理。

前面我虽然建议各位积极摄取含 ω-3 脂肪酸的食用油，但其最具代表性的亚麻籽油和紫苏油却不耐高温，并不适合加热调理。那么，加热调理的时候应该使用哪种油呢? 我们先回顾一下，选择油品时的两个重要观念:

◎ 注意摄取抑制炎症的油 = ω-3 脂肪酸。

◎ 减少食用促进炎症的油 = ω-6 脂肪酸。

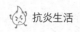

含 ω-6 脂肪酸的食用油要少吃；含 ω-3 脂肪酸的食用油又不适合加热。因此，我建议大家使用**不会和 ω-3 脂肪酸竞争，也几乎不会导致炎症的含 ω-9 脂肪酸的食用油**。

ω-9 脂肪酸不容易氧化，结构也相当稳定，很适合加热调理。最具代表性的就是橄榄油。橄榄油所含的脂肪酸有 60%~70% 都是油酸（ω-9 脂肪酸）。所以本题的正确答案是（2）橄榄油。

大家可以先用橄榄油进行高温烹饪（橄榄油烹饪的温度上限为 190~220 ℃，若高于此温度，油品就会变质，产生有害物质，而一般家庭烹饪是 200 ℃左右），之后再把含 ω-3 脂肪酸的食用油淋在上头（或直接加在生食料理上食用）。如此一来，就几乎不会用到含 ω-6 脂肪酸的食用油了。

不过，就烹调油来说，芝麻油应该是许多人厨房里的常备烹调油。芝麻油所含的脂肪酸有 15% 左右是饱和脂肪酸，剩下的则为亚油酸（ω-6 脂肪酸）和油酸（ω-9 脂肪酸），两者约各占一半。

相较于一般的色拉油，芝麻油的油酸比例尽管较高，但**和橄榄油相比，芝麻油的 ω-6 脂肪酸仍稍高了些**，所以日常烹调时还是建议使用橄榄油较佳。

7

少吃甜食、油炸物，
别让反式脂肪酸害你生病

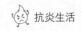

前面我们以 Q&A 的形式介绍了 EPA 和 DHA 的摄取方法，大家对于日常食用油的选择方式，应该已有初步认识了。

以下我想再和大家谈谈**反式脂肪酸（Trans Fatty Acid）**的话题。大家是否听过**"反式脂肪酸对身体有害"**这个说法？不久前，"人造奶油有害健康"的话题喧嚣一时，原因就是内含反式脂肪酸。

所谓反式脂肪酸，指的是把常温下呈液状的油脂，加工成半固体或固体的过程中生成的脂肪酸，这是不存在于自然界的物质。

大家还记得吗？一旦引起炎症的介质增加，就会形成慢性炎症的根源。现在已经有报告指出，**摄取过量反式脂肪酸者，将更容易出现肥胖、糖尿病，甚至心脏病等问题。**

若把反式脂肪酸与 ω-6 脂肪酸（AA）相比，后者是"虽然有必要，但最好避免摄取过量的油脂"，**而人体完全不需要反式脂肪酸，吃多了只对身体有害。**

最近，市面上已经出现不含反式脂肪酸的人造奶油了，但大部分的人造奶油还是含有 1%~10% 的反式脂肪酸。除此之外，**袋装食品、速食食品、膨化食品、糕点面包、烘焙点心等，全是含有反式脂肪酸的食品（表 4）。**大家在购买时请务必检查原料名称，如果包装上面写有人造奶油、酥油、脂肪抹酱（Fat Spreads）或加工油脂，大多含有反式脂肪酸。

表4 日常中常见的含有反式脂肪酸的食品，以及反式脂肪酸含量

（概略范围）

食品群	品名	调查件数	脂质含量／（g/100g）	反式脂肪含量／（g/100g）
油脂类	奶油	13	81.7~84.7	1.7~2.2
	起酥油	10	100	1.2~31
	脂肪抹酱	14	65.4~79	0.99~10
	食用调和油	12	100	0.73~2.8
	猪油	3	100	0.64~1.1
	人造奶油	20	81.5~85.5	0.36~13
	食用植物油	10	100	0~1.7
	牛油	1	100	2.7
谷类	牛角面包	6	17.1~26.6	0.29~3
	调味爆米花	1	36.8	13
调味料、香辛料	美乃滋及美乃滋类型的沙拉酱	8	70.6~79.3	1~1.7
	咖喱酱	5	32.9~39.9	0.78~1.6
	烩饭酱	5	26.9~36.2	0.51~4.6
乳类	复合乳油	2	27.9~41.1	9~12
	鲜奶油	2	46.7~47.6	1~1.2
	咖啡奶油	6	11.3~31.7	0.011~3.4
点心类	海绵蛋糕	4	19.9~23.6	0.39~2.2
	千层派	5	23.7~37.7	0.37~7.3
	饼干	8	14~32.6	0.21~3.8
	半熟蛋糕	3	30.5~32.2	0.17~3
	比司吉	7	9.8~28.9	0.036~2.5

资料来源：日本农林水产省

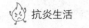

☑ 氧化过的油千万别吃

另一种大家应尽量避免的物质，就是"过氧化脂质（Lipid Peroxide）"。这是指**被空气中的活性氧氧化之后的油脂**。过氧化脂质一旦进入体内，就会伤害细胞，并造成体内的活性氧增加，同时引起炎症。

那么，日常生活中哪些油类属于过氧化脂质呢？**油炸时间过长的油炸食物、重复使用的炸油、膨化食品、速食食品等**，都是含有过氧化脂质的代表。

挑选食物时，请格外留心，别把这些使身体闷烧的根源吃下肚。

8

抗氧化能力较强的蔬菜，
抗炎能力也较高

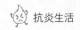

前面针对油品的部分做了说明，在本章节的最后，我们来谈谈蔬菜吧。

多吃蔬菜很重要，这件事不用说大家都知道。但各位可能不知道，**吃对蔬菜也可有效抑制体内闷烧。**

平常在吃饭的时候，建议大家先从蔬菜开始吃起，除了可以预防饮食过量之外，蔬菜含有丰富的食物纤维，**可以预防血糖值急速攀升**，同时改善肠内环境。另一件令人振奋的事，在于蔬菜富含抗氧化物质。

第一章已经针对氧化做过说明了，怕大家忘记，我简单复习一下。所谓氧化，指的是物质与氧气结合所产生的反应。人们常说**"人体氧化＝身体生锈"**，就是这个道理。

人们吸进体内的空气中，有 2% 必然会成为氧化力强大的有害活性氧，所以人体原本就具备抑制活性氧的能力，也就是抗氧化能力。因此，在正常情况下，少量的活性氧并不会构成危害。然而，活性氧一旦增加过多，身体就会处理不及时，在体内的各个部位引起氧化压力。尤其，**抗氧化能力会随着年龄增长而逐渐衰退，所以年龄越高，越容易发生氧化压力。**

氧化压力一旦发生，炎症就会像用打火石敲打出的火花一般，开始飞溅、扩散。换句话说，**有氧化压力的地方，就会出现发炎症状。**反过来说，**只要提高抗氧化能力，不让氧化压力发**

生，就可以减少慢性炎症。

☑ 植物也需要抗氧化吗?

因此，我建议大家，一日三餐最好都能摄取抗氧化作用较高的蔬菜。

植物本身因为不会移动，为了避免遭受紫外线等伤害，会自行制造出称为"植物化学物〔Phytochemical，又称植物化学物质（Hytochemicals）〕"的成分，用来保护自己。这就是植物拥有抗氧化能力的原因。

另外，蔬菜或水果中所含的**维生素C**，坚果类或橄榄油等食材内所含的**维生素E**，也具有极高的抗氧化能力。

请各位每天积极摄取这类抗氧化物质，作为预防炎症的起点。

9

既然是"大自然的恩惠"，
就要连皮带籽完整享用

植化素是植物的颜色、气味、碱液、苦味、涩味等所含的成分，据说种类多达数千种。

以下我将为大家介绍一些富含代表性植化素的食材，以及具有抗氧化作用的维生素 E、维生素 C 食物。

〈富含代表性植化素的食材〉

【多酚】

◎ 槲皮素——洋葱、苹果。

◎ 大豆异黄酮——大豆。

◎ 花青素——茄子、红洋葱、蓝莓、葡萄。

【类胡萝卜素】

◎ β 胡萝卜素——胡萝卜、菠菜、紫苏、韭菜、芜菁叶、南瓜等黄绿色蔬菜。

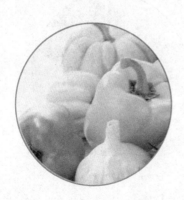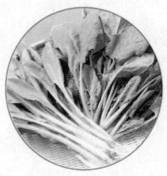

◎ 番茄红素——番茄、西瓜。

◎ 辣椒红素——菜椒（红）、红辣椒。

【硫化合物】

◎ 醛赖氨酸——蒜头、洋葱。

◎ 硫化丙烯——蒜头、洋葱、葱、韭菜。

◎ 萝卜硫素——青花菜、花菜。

〈富含维生素 E 的食物〉

芝麻、杏仁、酪梨、南瓜、菜椒、芜菁叶等。

〈富含维生素 C 的食物〉

菜椒、青椒、芽甘蓝、青花菜、花菜、柠檬等。

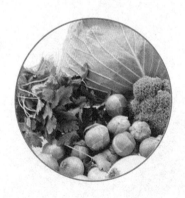
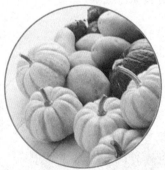

☑ 连皮带籽地一起吃吧！

我经常被问道："抗氧化能力特别高的蔬菜是什么？"但天底下并不存在"只要吃了这个，就百分之百没问题"的万能食材。

就拿青花菜的嫩芽——青花椰苗（Broccoli Sprout）来说吧，虽然各供应商种植的产品一定有差异，不过概括来说，**青花椰苗所含的萝卜硫素，是成熟青花菜的10倍、20倍之多**。萝卜硫素是拥有强大抗氧化能力的植化素，尽管如此，并不代表只要每天都吃青花椰苗就可以高枕无忧。

我的建议是，**与其每天吃固定的蔬菜，不如搭配不同种类，同时摄取抗氧化能力较高的维生素E、维生素C和植化素，更能够提高效果**。

另一个重点是**完整食用**。植物的外皮及内部的种子都含有植化素，所以连皮带籽地一起吃下肚，才不会辜负这些大自然的恩惠。

以下，我们再次通过Q&A的形式，来谈谈蔬菜、水果的相关知识。

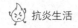

◎蔬菜怎么吃，营养才不流失？

Q 下列哪种方法，可以更有效地摄取蔬菜中所含的植化素？

（1）蔬菜沙拉

（2）加热食用的蔬菜（如烫青菜、炒青菜）

A 若想完整地摄取植化素，建议加热烹饪。

依照营养素种类的不同，有些蔬菜生吃比较好，有些则是加热较佳。本题的重点为"如何更有效地摄取植化素"。

首先，我们要先了解植化素的所在位置。植化素藏在坚硬的细胞壁里，被包围在细胞膜当中，处于植物细胞深处。如果直接将蔬菜生吃，有时植化素很难在体内分解，会在仍被包覆于细胞内部的状态下，原原本本地被排出体外。因此，**比起蔬菜沙拉，我更建议将蔬菜加热后食用**。所以正确解答是（2）。

植化素可耐高温，所以加热、破坏细胞壁后再食用，可以更有效地摄取植化素，达到抗氧化的效果。顺便一提，青花菜、花菜、芽甘蓝、高丽菜等富含的维生素 C，具有易溶于水且不耐高温的特性，因此在**烹煮或泡水时，要尽可能地缩短时间。**

Q 下列哪种方法可有效吸收菠菜、小松菜、青江菜中的 β 胡萝卜素?

（1）炒

（2）煮

A **黄绿色蔬菜富含的 β 胡萝卜素，建议和油一起摄取。**

β 胡萝卜素是植化素的一种，藏于许多色泽鲜艳的黄绿色蔬菜（如南瓜、胡萝卜等）里头。食用 β 胡萝卜素之后，有一部分会在体内被转换成维生素 A，有利于维持皮肤、黏膜和眼睛的健康。

β 胡萝卜素具有脂溶性的特征，只要和油脂一起摄取，就可以提高在体内的吸收率。所以，比起水煮，用油炒更能够提高摄取量，因此正确答案是（1）。

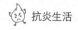

　　虽然腌制蔬菜或蔬菜沙拉都相当美味，但仍建议以热炒或烹煮的方式料理，再淋上沙拉酱或含 ω-3 脂肪酸的食用油、橄榄油，对 β - 胡萝卜素的吸收率就更高了，同时还能强化抗氧化能力。

　　顺便一提，芝麻含有大量的脂类，所以吃黄绿色蔬菜时，搭配芝麻也是个不错的选择。

 若要提高蒜头的抗氧化能力，哪种方式最好？

．．

（1）磨成泥

（2）切碎

（3）切片

Ⓐ **蒜头磨成泥最有效，先预备起来放着吧！**

　　说到蒜头，美国国家癌症研究所于 1990 年发表了《计划性食品金字塔》(*Designer Foods Pyramid*)，在"有效预防癌症的食物一览表"中，把蒜头定位在其金字塔的最顶端。蒜头究竟有什么惊人之处？最值得关注的就是"醛赖氨酸"。蒜头的独特气味就源自醛赖氨酸，它具有相当强大的抗氧化作用。

当蒜头里的"蒜氨酸（Alliin）"成分遭到破坏、分解后，就会产生醛赖氨酸。大家是否想到了什么？没错，切蒜头的时候，总是会散发出刺鼻的味道。那就是醛赖氨酸所散发出来的气味。**蒜头切得越细碎，醛赖氨酸就会增加越多**。因此，增加醛赖氨酸的最佳方法就是磨成泥，其次则为切碎。因此正确答案是（1）。

值得注意的是，**把蒜头磨成泥或切碎后，在空气里闲置一段时间，醛赖氨酸就会增加得更多，抗癌效果也更好**。

第五章

对策❷

抑制炎症的
生活小贴士

—— 改善体质，你得先放松

1

三分钟简单体操，
打造健康身体，
从此不知疲劳为何物

当人体出现烫伤、扭伤，或是流行性感冒等急性炎症时，只要去医院就诊，医生总会交代要好好静养。这是因为当身体处在急性炎症的状态时，若还硬要活动，症状就会变得更严重，所以此时不宜运动。但针对**慢性炎症来说，多多运动才是上策。**因为规律运动对身体绝对有好处。

首先，本书反复提及，导致身体闷烧的最大原因是肥胖，摄取的热量超出消耗的热量，正是导致脂肪蓄积的原因，所以**规律运动，就能有效减少脂肪堆积，达到抗炎的效果。**

另外，**压力过大也会引发炎症。**身体和心是相连的，**适度运动可以纾解压力，让人更放松；**打坐冥想或瑜伽等较为静态的活动也是不错的选择。

☑ 肌肉也会释放抑制炎症的介质吗？

前文提过，脂肪组织会释放脂肪细胞因子，并作用于全身，导致慢性炎症。同样，**肌肉也会释放肌细胞因子。**

肌细胞因子发挥着怎样的作用，这一点目前还在研究当中，但已知的是，它能够有效**抑制炎症。**研究发现，运动可以使肌肉分泌肌细胞因子。

此外，在血管方面，活动身体有利于加速体内血液循环，

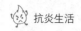

位于血管最内侧的血管内皮细胞会**不断释出一氧化氮（Nitric Oxide，简称 NO），来修复损伤的血管。**

血管老化（动脉硬化）会使血管内皮细胞受损，引发炎症。血管内皮细胞一旦受损，NO 的分泌量就会减少，血管内皮细胞就会不断遭到破坏，形成恶性循环。

若要切断这种恶性循环，就必须让血管内皮细胞持续释放 NO 以修复损伤，而最快的方法，就是**通过运动等方式来活动肌肉。**

简单为各位整理一下，运动有下列几种效果：

◎ 消除肥胖及压力，避免体内炎症及闷烧。

◎ 使肌肉释放出抑制炎症的肌细胞因子。

◎ 增进血液循环，释放 NO，并抑制血管壁发炎。

话虽如此，大家千万不要因为想得到上述效果，就在短时间内进行激烈运动，造成身体负荷过大。尤其是平常很少运动的人，如果突然从事剧烈运动，反而容易引起炎症。建议各位**在燃烧脂肪时也别忘了喘口气，达到燃脂与放松兼具的效果。**

为此，我设计了三套不受限于时间及地点，同时又能替身体灭火的体内消防操。这三套体操不是那种会让人汗流浃背的剧烈动作，因此，即使是不擅长运动的人，也可以放心地跟着做。

身心都舒畅！
释放压力的"僵尸体操"

第一套消防操是"僵尸体操"。这是我独创的回春招数，可以让全身的血管重返年轻时的状态。基本动作包含：

◎ 上半身——双臂放松下垂，前后摆动。
◎ 下半身——原地慢跑或踏步。

这两个动作组合起来的体操，就是僵尸体操。如同字面上的意思，大家可以想象自己变成僵尸，像电影演的那样，简单摇摆、晃动四肢就行了。

诀窍就是**完全地放松肩膀和手臂**，就像小孩子在闹别扭、耍脾气一样，任由手臂自然地摇摆晃动。这个动作可以舒缓颈部和肩膀，提高放松的效果。

这套体操是我家孩子们小时候闹别扭，我在安抚他们时想到的。孩子只要碰到不开心的事情，就会用全身的动作来表现不开心的情绪，在彻底发泄、尽情耍脾气之后，就会感觉通体舒畅，

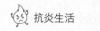

再次绽露笑容。

我从中得到启发，也跟着模仿，结果真的觉得畅快许多，这就是僵尸体操的由来。摇摆晃动的效果绝佳，再加上原地踏步，就可以有增加运动量、提高脂肪燃烧的效果。

如果各位希望进一步提高解压的效果，可在做僵尸体操的中间，再加上另一个简单的动作：

◎**双手在胸前合掌，用力往中间挤压后再放松。**

摇摆上身，双脚踏步，再加上合掌挤压，解压效果就大大提升了。

☑ 僵尸体操三个步骤

① 基本姿势
腹部稍微用力，挺直脊椎站立。

② 摇摆晃动，双脚踏步

在原地踏步，放松肩膀，像孩子使性子那样，让双臂自然地摇摆晃动（大约维持 1 分钟）。

※ 原地踏步一开始要慢慢来，习惯之后，可以适当提高到慢跑的速度。

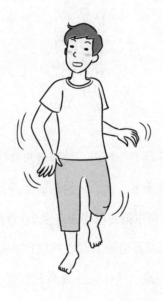

③ 双掌合十，用力往中间挤压，再接着放松

停止踏步，双手在胸前合掌，用力往中间推压。

默数 10 秒后，再一口气把两掌松开。

※ 两掌施力时，嘴巴微张，不要屏住呼吸。

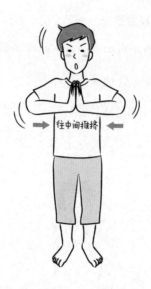

往中间推挤

步骤②摇摆晃动 1 分钟后，接着做步骤③，用力推压后放松，这样的动作需重复 3 次，大约历时 3 分钟。**这短短 3 分钟左右的僵尸体操，可以得到相当于走路 10 分钟的运动效果**。在工作、做家务，甚至是电视节目空当播广告时，都很适合做僵尸体操。不论是心理、身体，还是外貌，都会变得相当舒畅、轻松。

178

体内消防操 2

训练你的副交感神经——
"身体石头布体操"

和前一套专门活络筋骨的僵尸体操不同，这套身体石头布体操有助于缓解压力，并刺激 NO 的分泌。当大家感觉生活疲劳、压力大的时候，请务必试试看。

☑ 身体石头布体操的两个步骤

① 石头

坐在地板上，双手握拳，全身也像拳头般缩成一团。

② 布

打开手掌，双手像高喊万岁般上举，同时大幅伸展上半身，接着将两个步骤重复 3 次。

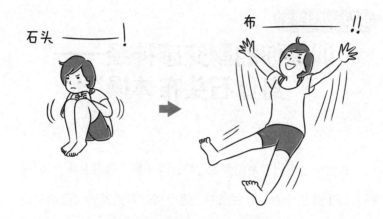

石头 ———！

布 ———！！

　　身体石头布体操的动作是"把身体缩成一团，再大幅摊开"，僵尸体操则是"用力紧缩再放松"，两种动作的共通点都是先让肌肉收缩，再接着放松。

　　动作虽然简单，却是可瞬间活化副交感神经的解压方法，请在家试试看吧。

体内消防操 3

提高入浴的放松效果——
"泡澡石头布体操"

上一段介绍的身体石头布体操，也很推荐在泡澡时进行。身体泡进浴缸的瞬间，总是让人觉得疲累感瞬间消散，极为舒适。除了泡澡本身的放松效果之外，若再加上刺激 NO 分泌、促进脂肪燃烧的话，不正是一石三鸟吗？

☑ 泡澡石头布体操的三个步骤

① 入浴

全身自胸口以下，都浸泡在 39~41℃的洗澡水里。

② 石头

双手抱膝，把身体缩成球状。

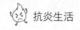

③ 布

把手臂、脚往前伸展，然后摇摆晃动。

泡澡石头布体操虽然有助于全身放松，但泡澡时间太久，也会对身体造成过大负担。尤其是高龄人士和血压偏高者，请注意下列几个重点。

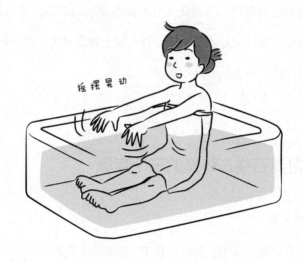

摇摆晃动

• 天冷时不宜长时间泡热水澡，以免因四肢血管扩张，周边血流量遽增，引发心血管或脑血管急症。**建议泡澡时间最好别超过15分钟；起身时请务必小心，预防晕眩。**

• 泡澡之前，别忘了先淋浴。

• 建议采用**只浸泡胸口以下的半身浴**。

• 泡澡水温不宜过高，建议在 39~41℃。

• 冬天要注意浴室和脱衣处的室内温差。脱衣处要用暖炉等用具暖房，淋浴时也得先以热水温热身体。

• 泡澡之后要补充水分，以防脱水。

2

戒烟就是在抗炎

各位有吸烟的习惯吗？

"我从没听过香烟对身体有害！"应该没人会说这种话吧？

换句话说，大家明明知道吸烟对身体不好，但还是持续这样的行为。或许是因为目前肺还没有出问题，所以不觉得健康受到危害吧？

但香烟确实会引起慢性炎症，造成体内闷烧。这是因为吸烟会增加体内的活性氧。香烟燃烧后产生的烟会在支气管引起炎症，吸入体内后更会遍布全身。

活性氧一旦增加，身体原本具备的抗氧化力就会来不及处理，引发氧化压力，进一步引起更多炎症……此部分就如同前面说明过的一样。

就像这样，香烟会让全身的细胞氧化，加快闷烧速度。因此吸烟真的会让身体闷烧。换句话说，吸烟的人只要戒烟，就可以达到抗炎的效果。而且，不光是你个人得到拯救，先前吸你二手烟的家人和周围朋友，也可以同时预防体内炎症。

防火要在闷烧时就及时遏止，等到酿成火灾就来不及了。

3

焦虑等于

"同时抽三根香烟"的自虐行为

吸烟之后，体内的活性氧增加，会使全身的细胞氧化，加快闷烧速度。除此之外，**压力也会增加活性氧，进一步促进炎症。**

慢性的压力更是导致人体持续闷烧的原因。因此，适时纾解压力，也是重要的抗炎对策。

可是，人生不可能毫无压力。就算医生交代"不要给自己太大压力"，但大家心里想的一定是："要是真有这么简单，我就不用来找你看病了！"

导致压力的原因很多，人际关系、职场、家庭环境等都是压力来源。想改变这些应该很难吧？换句话说，就是因为无法改变他人，人们才会有这么多的压力。既然压力永远无法消除，大家不如学着**好好和压力相处，学着接受、面对**，至少会变得轻松一些。

例如，当对方的言行举止让你感到焦虑的时候，就该采取一些对策了。**焦虑这种情绪，容易在事与愿违的时候产生。**"他为什么要那么做？"当你觉得自己快要发怒的时候——"也是啦，对方会有那样的想法也是难免的。"请像这样试着接受对方的意见。

只要抱持这样的想法，就算碰到言行举止不如自己所愿的对象，自然也会释怀。"算了，世上的人千万种嘛！"像这样转念一想，压力自然不会太大。

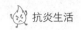

☑ 焦虑无法消除？那就运动吧！

有件事情大家务必要了解，愤怒、焦虑的情绪使交感神经兴奋的时候，**对血管造成的压力，等于你同时吸三根香烟**。

如果你本来就不吸烟，或是为了健康而终于戒烟成功，最后却每天都因为某人的言行举止而焦虑的话，岂不是太可惜了吗？

如果光靠自我纾解仍无法停止焦虑，这个时候就该好好**活动筋骨**了。

当然，要选择没有胜负之分或是不会替你打分数的运动。以我个人的情况来说，高尔夫是我的兴趣之一，但如果打出的成绩不如自己的预期，反而会增加新的压力。

本章一开始介绍的三种"体内消防操"，可有效帮助你纾解压力、放松心情，在此推荐给各位。或者，**单纯的散步也有助于转换心情**。这个时候，只要试着让迈出的步伐比平常多出 3~5 mm，同时收缩下腹部，就可以进一步提高 NO 的分泌、促进燃烧脂肪的效果。

如果真的没办法马上活动身体，那么我建议你**先深呼吸一口气**。

从嘴巴慢慢吐气之后，再从鼻腔慢慢吸气，让腹部隆起，然后再从嘴巴慢慢吐气、使腹部凹陷，这就是腹式呼吸。

感到焦虑的时候，就长长地吐出一口气，光是这样就能活化副交感神经，减轻压力。

4

利用中药改变体质，
告别炎症

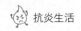

在本书的最后，我要再重申一次，所谓慢性炎症，就是体内持续不断闷烧的状态。急性炎症只要服用解热镇痛剂就可缓解症状。但慢性炎症不同，因为它没有显见的症状，所以很难在初期就对症下药。

正因为如此，大家必须像前文所说，要在日常生活中通过调整油类摄取、注意好油与坏油的平衡、多运动、避免肥胖、适时纾解压力等方法改善闷烧体质。

也就是说，**慢性炎症并不是光靠药物就能治疗，而必须通过重新检视日常生活习惯来调整。**

话虽如此，我们还是可以运用中药辅助治疗。西药是针对疾病的症状对症下药，目的是抑制症状，相对于此，中药则是**根据服用者的症状与体质，选择适合的药材，调理全身的平衡，从问题的根本解决病灶。**

有些中药有助于改善容易闷烧的体质，例如，具有**清热作用**的中药材。中医把炎症视为"热"，改善体内的热，就称为"清热"。例如，有牙龈炎或口腔炎的患者，可以开一服名为**黄连解毒汤**的中药，这是由黄连、黄芩等具有清热作用的药材所组合而成的中药方。

☑ 改吃中药，同时治愈了牙龈炎与鼻炎

前阵子，有个牙龈炎迟迟无法痊愈的 60 岁男性患者，在喝了黄连解毒汤之后，他的牙龈炎便痊愈了。

据说之前就算他再怎么仔细刷牙，牙龈炎还是不见好转，牙医也再三交代："这应该是压力过大所造成的问题，请试着再放轻松一点。"但患者本身并不觉得自己有压力，因此很伤脑筋，所以在他上门求诊别的症状时，我便向他提议："要不要试试中药？"结果，不光是牙龈炎，就连他的轻微鼻炎也跟着痊愈了。

除此之外，感冒时经常服用的小青龙汤，里面同样含有甘草或麻黄等具有抗炎作用的药材。

中药的基本功效就是改善体质，调理出健康的身体。大家可以试着找出最适合自己的中药方，改善闷烧体质。